Anneliese Probst

Das lange Gespräch

Selbst der Tod kann die Liebenden nicht voneinander scheiden; hingegen die Zerstörung der Liebe wäre schlimmer als der Tod. Alles hängt mithin davon ab, die Liebe und die Feundschaft selbst mit ihren Hoffnungen und Wünschen für einen Beweis der Wahrheit zu nehmen: das Leben des Geliebten ist unsterblich, und: wir werden uns wiedersehen.

Eugen Drewermann

Anneliese Probst

Das lange Gespräch

Dingsda-Verlag

In memoriam Christof Seidler

Herausgegeben von Joachim Jahns

2. Auflage 1999

Nebraer Str. 22, 06268 Querfurt
Lektor: Peter Slama
Titelfoto: Blick aus dem Fenster der
Johanneskirche in Beesenstedt
Foto auf der Rückseite: Pfarrhaus Beesenstedt
Fotos: Privatarchiv Probst-Seidler

Satz: XYZ-Satzstudio, Naumburg
Druck und Binden: Wiener Verlag, Himberg
ISBN 3-928498-76-2

Mein Liebster, das ist der erste Tag, den ich ohne Dich leben muß! Du bist nicht mehr da, du bist tot, man hat Dich weggebracht, und ich gehe durch das Haus und suche Dich und verstehe nicht, was da geschehen ist. Gestern – ein Tag wie jeder andere, abends gab es etwas Streß: der Fernseher ging nicht mehr, die Nachbarn kamen mit den Stromrechnungen nicht zurecht, man rief Dich zu Hilfe. Im Bett sagtest Du plötzlich: Ich mag diesen Streß nicht mehr, ich will meine Ruhe haben! Darauf ich: So schlimm war der Streß doch nicht, jetzt schläfst Du, und dann ist alles wieder gut. Wir küßten uns, und dann fingst Du an zu schnarchen, leise, gleichbleibend. Ich sagte: Leg Dich auf die Seite! So war es jeden Abend. Als ich Deine tiefen Atemzüge hörte, war ich beruhigt und schlief ein.

Plötzlich bekam ich Deine Faust auf die Schulter, ein lautes Röcheln machte mich wach. Ich knipste das Licht an, stürzte zu Dir, rüttelte Dich, schrie Dich an – Du hörtest nicht, atmetest schwer. Ich spritzte Dir kaltes Wasser ins Gesicht – keine Wirkung. Mund-zu-Mund-Beatmung – keine Wirkung. Verzweifelt rief ich die Ärztin an, sie kam in zehn Minuten. Ich versuchte inzwischen Herzmassage, redete auf Dich ein, Du warst nicht ansprechbar, Deine Lippen bekamen einen bläulichen Schimmer. Da ahnte ich, was geschehen war, wollte es nicht wahrhaben, aber die Untersuchung ergab: Tod!

Und dann ist alles abgelaufen wie ein Film. Der Totenschein, Anruf beim Bestattungsinstitut – und ich dachte immerzu: Das gibt es nicht, das darf nicht wahr sein!

Die Stunde danach hat uns noch einmal gehört. Ich habe bei Dir gesessen, habe mit Dir gesprochen, habe Dir gedankt für die 26 Jahre unserer Ehe. Und habe keine Träne gehabt. Ich bin wie erstarrt gewesen, habe neben mir gestanden und nur gedacht: Das ist alles nicht wahr!

Dann haben sie Dich geholt. Und ich habe später auf Deinem leeren Bett gesessen und Dich gesucht, aber Du bist nicht mehr dagewesen. Du wirst nie wieder neben mir sein, ich bin auf schreckliche Weise allein. Ob ich das je begreifen werde?

Geschlafen habe ich nicht mehr. Bloß gelegen und gewartet, daß Du mich streichelst, aber auch das ist vorbei. Um 5 Uhr bin ich wie immer aufgestanden, habe die Tiere versorgt, sie sind verstört, als ob sie spürten, daß etwas Schreckliches geschehen ist. Immer wieder bin ich zu Deinem Bett gegangen und habe Dich gesucht. Ich habe nicht weinen können, das Herz war schwer und unruhig – ach, Liebster, wenn es doch auch krank werden könnte, damit ich zu Dir darf!

Die folgenden Telefonate haben seltsamerweise die Tränen hervorgebracht. Ich habe mit den Kindern gesprochen, den Superintendenten informiert, das Konsistorium auch; mittags ist die Frau vom Bestattungsinstitut gekommen, diese sachlichen Gespräche über Blumenschmuck und Sarg haben mit Dir nichts zu tun gehabt.

Ich sitze an Deinem Schreibtisch, da bin ich Dir nah. Wie gut Du alles geordnet hast, alle Papiere, alles Notwendige! Für alles hast Du gesorgt, an alles gedacht – wer paßt jetzt auf mich auf?

Viele Anrufe der Kinder. Sie kommen. Ich bin dankbar dafür und wäre doch beinahe froh, sie kämen nicht. Ich mag nicht reden, weil ich dann weinen muß.

Wie Du da gelegen hast, Dein liebes Gesicht so blaß. So müde. Die Augen fest geschlossen. Habe ich nicht genug auf Dich geachtet?

Auf diese Frage gibt es keine Antwort. Abfinden, sagt man zu mir. Ich will mich aber nicht abfinden damit, daß Du fort bist. Bitte bleibe hier, wenn auch unsichtbar, so doch nicht unfühlbar. Bitte!

Gegen abend zwei Schlaftabletten genommen. Timo liegt nun in Deinem Bett, aber wie er Dich sucht! Auch Krümel sucht Dich und Moritz ebenfalls. Wieviel Tiere doch spüren können ...

Mitternacht bin ich aufgewacht und konnte nicht mehr schlafen. Da habe ich alles noch einmal erlebt, die Angst um Dich hat mich fast um den Verstand gebracht.

Die Kinder kümmern sich lieb um mich. Die Kölner kommen morgen, der Jüngste Ostermontag, die Großen zur Beerdigung, sie haben über Ostern Dienst. Es tut mir gut. Antje weinte sehr am Telefon, Henni rief aus Spanien an, und die Kleine wußte nicht, was sie sagen sollte. Man weiß es wirklich nicht ...

Dein Strauß, den Du mir zum Geburtstag geschenkt hast, beginnt zu verblühen. Ich werde ihn trocknen und aufheben, ein letzter sichtbarer Gruß von Dir, mein geliebter Mann.

Ich habe vier Bibeltexte ausgesucht, ich denke, in Deinem Sinn. Und Lieder. Keine Predigt. So wolltest Du es haben. Hoffentlich mache ich alles recht, wir hätten doch genauer darüber sprechen sollen, aber keiner von uns hat geglaubt, daß der Tod so nahe war.

Einkaufen gegangen. Dvorcak umarmte mich mit Tränen in den Augen. »Und ich habe doch noch mit ihm Spaß gemacht!« Dann: »Einen solchen Tod wünsche ich mir auch, im Schlaf!« Und ich: »Aber nicht so früh!«

Ich ertrage es nicht, wenn mir jemand sein Beileid ausdrückt. Dann möchte ich fliehen. Aber es gilt keine Flucht. Aushalten, dableiben, Haltung bewahren. Du kommst nicht zurück. Damit muß ich leben lernen. Lehrst Du es mich?

Wieder bin ich um Mitternacht aufgewacht und habe Deinen Tod noch einmal erlebt. Timo kam und tröstete mich – auch ein Tier kann trösten.

Draußen stürmt es. Timo schreit vor Angst. Moritz war kurz draußen, nun bleibt er im Haus.

Das Aufwachen ist jedesmal entsetzlich. Zu begreifen, daß es wieder ein Tag ohne Dich werden wird! Immer, immer ohne Dich! Da hocke ich auf dem Bett und presse mein Gesicht in Dein Hemd, atme Deinen vertrauten Geruch und rufe Dich, ach Christof, rufe ich, warum hat Gott uns so jäh getrennt? Ich begreife es nicht, und ich hadere mit Gott, aber das bringt Dich auch nicht zurück.

Jetzt ist es bald 10 Uhr. Ich habe nichts mehr zu tun. Die Kölner werden erst am Nachmittag hier sein. Auf Deinem Schreibtisch stehen die Blumen, die ich Dir hingestellt habe. Der Christophorus trägt das Jesuskind. Wo bist Du?

Ich habe eben eine CD aufgelegt. Bach. Da haben wir an meinem Geburtstag vor 5 Tagen die Johannespassion gehört – weißt Du noch? Du lagst in Deinem Sessel und hattest die Augen geschlossen, und ich sah Dich immerzu an und dachte: Wie müde er aussieht! Und: Wie wird er aussehen, wenn er tot ist?

Das weiß ich nun. Dein Totengesicht hat sich mir tief eingeprägt, ich habe es nicht gestreichelt, irgendwie hatte ich das Gefühl, daß ich Dich stören würde. Du warst nicht mehr bei mir – aber wo warst und bist Du? Wenn ich die Augen schließe, habe ich das Gefühl, als wärst Du dicht bei mir und küßtest mich, so zart, wie Du mich jeden Morgen am Frühstückstisch geküßt hast, bevor Du Dich setztest. Dieses gemeinsame Frühstück gibt es nicht mehr, Deine Küsse gibt es nicht mehr – und doch bist Du da. Oder bilde ich es mir nur ein, weil ich Dich bei mir haben will?

Immerzu sehe ich Dich. Du kommst vom Garten, Du kommst vom Einkauf, Du sprichst mit den Katzen, lachst mich an. Oder du sitzt am Schreibtisch und liest die Zeitung. Oder Du kramst in Deinen Sachen.

Bleib, mir ist von innen heraus kalt ohne Dich!

Als Du lebtest, habe ich nicht gewußt, wie lang eine Stunde sein kann. Da war jede Minute ausgefüllt, oft verging die Zeit viel zu schnell. Jetzt dehnt sie sich ins Unendliche und erstickt mich mit ihrer Leere.

Gestern sind die Kölner gekommen. Ich hätte es nie für möglich gehalten, daß mein Sohn so tief mitleidet. Er will mich zu sich holen. Du kannst nicht allein bleiben, sagt er. Aber ich will hier nicht fort. Hier bist Du überall, wie schön hast Du alles für uns gemacht. Und nun eben für mich.

Nachher kommen die Kinder noch einmal, sie haben in Halle irgendwo geschlafen. In Deinem Bett lasse ich niemanden schlafen, da liegst nur Du, spürbar für mich.

Vorhin habe ich Klaczinsky getroffen. Er hat mich gleich in die Arme genommen, und ich habe ihn unter Tränen gefragt, wie er mit dem Tod seiner Frau fertiggeworden ist. Darauf er: Es bleibt immer alles leer. So ist das.

So ist es auch bei mir. Bloß in meinen Gedanken und in meiner Sehnsucht bist Du gegenwärtig.

Ich fürchte mich vor dem Mittwoch. Vor dem Augenblick, wo Dein Sarg in die Erde gelassen wird. Vor dieser endgültigen Endgültigkeit. Dann halte mich ganz fest, daß ich stark bleibe, dann sei bei mir, mehr noch als jetzt.

Die Kinder waren da, nicht lange, sie müssen heim, die Arbeit drängt. Später stand Ute vor der Tür, sie hatte die Anzeige gelesen. Erschüttert wie alle. Und Karten und Karten im Kasten. Sie bringen Dich mir nicht zurück, sie trösten auch nicht. Aber sie sind ein Zeichen, wie sehr man Dich gemocht hat.

Ich finde keinen Trost. Ich bin wund und verzweifelt und auch wütend – ein guter Gott? Ich weiß es nicht ...

Vorhin habe ich etwas gelegen, Moritz neben mir auf Deinem Bett. Und ich habe gedacht, wie schön, wenn sich mein Liebster hinlegen und Moritz beiseite schieben würde wie sonst jeden Mittag. Dein gutes Gesicht, Dein Lächeln dabei, Deine Zartheit, mit der Du das Tier berührt hast! Und abends der Händedruck zwischen uns, ich küßte Deine Hand, Du küßtest meine Hand, eine unendliche Zärtlichkeit schwang da mit ...

... stell Dir vor, ich habe eben selbst meine Hand geküßt und mir vorgestellt, der Kuß sei von Dir! Da habe ich wieder weinen müssen.

Heute bekam ich von einem Oberkirchenrat des Konsistoriums eine Beileidskarte – mit einem unfertigen Satz! Flüchtig hingeschmiert. Es hat mich nicht einmal verwundert.

Nein, ich begreife nicht, daß Du für immer von mir genommen bist. Ich bin nur noch ein Torso. Aber einen Trost habe ich: Es ist gut, daß nicht Du übriggeblieben bist! So habe ich Dir die Last des Abschieds abgenommen. Und ich hadere mit Gott, ich kann nicht mehr »Lieber Gott« zu ihm sagen. Nur noch: »unbegreiflicher Gott!«

Ostern!

Ich sehe Dich am Altar stehen und höre Deine liebe Stimme den uralten Ostergruß der Gemeinde zurufen: Christ ist erstanden, er ist wahrhaftig auferstanden!

Dein fester Glaube! Wenn ich ihn doch auch hätte! Immer wieder diese Zweifel. Nur jetzt halte ich mich daran fest: Wenn der Körper tot ist, kann nicht alles zu Erde oder Asche werden; unsere Gedanken, Gefühle, die Liebe, die uns erfüllt hat, bleiben!

Immer wieder werde ich mir meiner Unzulänglichkeit bewußt. Wie mache ich z. B. das Radio auf Deinem Schreibtisch an? Wie fülle ich Formulare für die Bank aus? Zum Glück hat man mir gezeigt, wie ich mit dem Kopierer umgehen muß. Alles hast Du mir abgenommen.

Ich sitze an Deinem Schreibtisch. Hier bist Du gegenwärtig – aber wie lange noch? Wie lange kann ich Dich halten, wann entschwindest Du endgültig? Ich fürchte mich davor, ich brauche Dich, wie wäre es schön, wenn Du jetzt drüben in Deinem Bett liegen und schlafen würdest, und ich könnte zu Dir gehen und Dich wachküssen. Aber Du liegst in einer Kühlzelle, und ich erreiche Dich nicht.

Das Wetter ist noch immer trüb und kalt. Im Garten sieht es nach dem Sturm böse aus. Das Gestrüpp liegt auf dem Komposthaufen, Du hast es nicht mehr verbrennen können. Altes Holz auf dem Rasen, Blumen zerdrückt. Vielleicht wird mir die Arbeit im Garten helfen – später. Vorerst hilft nichts.

Und immer wieder Bilder! Du sitzt am Schreibtisch, ich komme in das Zimmer, küsse Dich auf den Hals, Du reckst Dich und sagst: Massiere mal den Rücken, die Schultern, sei so lieb.

Oder Du kommst von draußen, gehst an den Kühlschrank, sagst: Ich muß einen lüpfen – und trinkst einen kleinen Schluck Korn.

Oder: Früh und mittags sitzen wir uns am Tisch gegenüber, ich sehe, wie es Dir schmeckt, das beglückt mich. Ich achte darauf, daß Du nicht zuviel ißt, koche alles ohne Fett – aber es hat wohl nichts genützt. Seit dem letzten Krankenhausaufenthalt 1994 hast Du nicht mehr geraucht, die letzten Zigarren sind Dir beim Umzug in die Hände gefallen, Du hast sie verschenkt. Du hast leben wollen, hast mit mir zusammen leben wollen, dafür hast Du auf vieles verzichtet. Wärst Du sonst schon früher von mir gegangen?

Ich habe eine Kerze angezündet. Sie leuchtet für Dich. Ich stelle mir vor, daß Du unsichtbar da bist, ganz nah bei mir – und doch so unerreichbar fern.

Drüben im Sessel schläft Moritz. Das feucht-kalte Wetter behagt ihm nicht, so kommt er jetzt immer zeitig heim. Heute früh hat er lange mit einer Maus gespielt, gefressen hat er sie nicht. Ich habe sie in den Mülleimer gelegt, jetzt muß ich auch die Mäuse entsorgen, Du kannst es nicht mehr tun. Wie gern habe ich Dir stets diese Arbeit überlassen.

Die Leute vom Nachbarhaus feiern Ostern, ich sah, wie sie Torten heranschleppten. Was Ostern wirklich ist, wissen sie nicht. Das Fest der Auferstehung Christi! Dein Glaube daran war nicht zu erschüttern, mochte Dir die Organisation Kirche noch soviel Ärger bereiten. Kirche und Glaube sind zweierlei, das hast Du mich gelehrt. Aber wozu dann Kirche? Ihre Berechtigung besteht doch wohl nur in der Verkündigung des Wortes Gottes. Wer will das heute hören?

Unser letzter gemeinsamer Gottesdienst war die Christvesper 1994. Du am Altar, ich an der Orgel. Ich habe Dich so gern predigen hören, Du hast immer ganz natürlich gesprochen, zuweilen fröhlich, zuweilen nachdenklich, du hast dabei die Gemeinde angesehen, und mir hast du ab und zu zugelächelt. Der Pastor und seine Frau! Jetzt ist die Frau allein, und sie weiß im Grunde nicht weiter. Wenn ich die Augen schließe, sehe ich Dein stilles Gesicht vor mir. Fünf Tage bin ich ohne Dich – es wird schwerer und schwerer …

Guten Morgen. Die Sonne scheint seit Tagen wieder, das tröstet mich nicht. Du bist im Dunkeln, Du kannst keine Sonne mehr sehen – oder bist Du im Licht, und ich weiß es nur nicht?

Es geht mir heute nicht gut, wahrscheinlich ist der Blutdruck abgesunken. Die nächsten Tage werden ein einziges Grauen für mich sein.

Gestern rief noch Werner G. an. Sehr lieb. Sie kommen am Mittwoch, und im Gottesdienst haben sie für Dich gebetet. Ich kann nicht beten, ich kann nur schreien, stumm, dafür ständig. Warum, warum, warum?

Ich habe eben wieder weinen müssen, das überkommt mich zuweilen wie ein Krampf. Krümel kam, legte sich auf meinen Schoß, stieß immerzu seinen Kopf an meine Hand. Hast Du ihn geschickt?

Findest Du keine Ruhe, weil Du meinen Schmerz miterlebst? Mache ich mich schuldig an Dir?

Fragen, auf die es keine Antwort gibt.

Habe eben einige Briefe zum Kasten gebracht, dabei habe ich unseren Maler getroffen. Er hat mir die Hand gedrückt und gefragt, ob ich es verkraftet habe. Nein, nie, habe ich gesagt, und schon habe ich wieder weinen müssen. Welch eine Frage! Wie kann ich Deinen Tod jemals verkraften? Wenn ich lerne, ihn als Gottes Willen anzusehen, ist das viel. Verkraften – das heißt doch letztlich, zur Tagesordnung übergehen. Wie sollte das bei mir möglich sein? Es gibt fortan eine andere Tagesordnung! Keinen Augenblick mehr mit Dir gemeinsam, dafür alle Stunden mit mir allein. Das ist fast unmenschlich!

Ich habe eben die Katzen im Pfarrhof gefüttert und dort eine Weile auf der Bank gesessen. Überall habe ich Spuren Deiner Arbeit gesehen, freilich ist nichts mehr so intakt wie zu der Zeit, als wir noch im Pfarrhaus wohnten. Die Rose am Taubenturm treibt, der Kirschlorbeer hat den Winter nicht überstanden.

Ich habe gedacht: Mein Liebster ist ein Handwerker Gottes gewesen! Am glücklichsten warst Du, wenn Du mit den Händen hast schaffen können. Was wird nun aus Deiner Werkstatt?

Dein Zimmer hier in der neuen Wohnung lasse ich ganz so, wie Du es Dir eingerichtet hast, hier bist Du nah bei mir! Und doch: Du bist fort, fort aus unserem Leben. Bis daß der Tod euch scheidet ... Jetzt hat er uns getrennt, und ich kann noch so sehr dagegen anrennen, es ändert sich nichts mehr. Bis an mein Lebensende ohne Dich – fragt Gott danach, wie ich das aushalte?

Die Hunde unserer Tierärztin haben Mauritia auf den Baum gejagt. Die Ärztin kam, um die Hunde in den Zwinger zu sperren, so habe ich mit ihr gesprochen. Wenig nur. Sie hat mich in den Arm genommen. Dann sagte sie: »Welch ein Glück, daß Sie das alte Pfarrhaus gemeinsam haben verlassen können – und nicht Sie allein!«

Da hat sie recht. Du hast alles gerichtet und geordnet, erst dann mußtest Du gehen. Ein gnädiger Gott? Nein – lieber das Chaos mit Dir, als die Ordnung jetzt ohne Dich!

Der Tag vor Deiner Beerdigung.

Der Geburtstag unseres Jüngsten.

Er kam gestern. Er hat in Halle geschlafen, nachher kommt er wieder.

Ich mußte einkaufen. Diese Händedrücke, diese Tränen. Oh ja, die Gemeinde hat gespürt, wie innig und eng wir miteinander gelebt haben!

Die große Inge schickte ein Gedicht von der Kaschnitz:

Dein Schweigen
meine Stimme,
Dein Ruhen
mein Gehen.
Dein Allesvorüber
mein Immernochda.
Und Trost ist nicht,
da Du mein Trost gewesen,
und Rat ist nicht,
da Du mein Rat gewesen.
Und Liebe nicht,
da ich um Deinetwillen
die Welt geliebt ...

Ich habe Beruhigungstabletten genommen, um diesen Tag bestehen zu können. Man kann nicht immerzu weinen ...

Der Tag Deiner Beerdigung!

Ich habe Dir rote Rosen gekauft, sie stehen hier auf Deinem Schreibtisch. Und ein Bild von uns beiden daneben, da sitzen wir auf der Bank im Pfarrhof – vor einem Jahr aufgenommen.

Die Kinder sind da, das ist gut. Noch bin ich ruhig, wie abgestorben. Bleib Du bei mir, auch dort in der Kirche. Immer nur Du, Du, Du. Nichts zählt sonst. Ich bin so müde, ich habe keine Worte mehr, nur Tränen.

Warum?

In Trotha wird wieder gebaut, mit Mühe haben wir die Kirche erreicht. Menschen, Menschen, viele Freunde sind da und viele Bekannte, ich habe sie nicht beachtet. Ich bin in die Kirche gegangen, vor zu Dir. Dein Sarg, Blumen, ich habe vorn auf meinem Platz gesessen und darauf gewartet, daß Du aus der Sakristei kommst und zum Altar gehst – aber Du hast Deine Ruhe im Sarg gehabt. Die Landeskirchliche Gemeinschaft hat geblasen – da haben dann alle Tabletten nichts genützt, ich habe die Tränen nicht halten können. Die Kinder haben mich gestützt und mir beigestanden …

Dann ist alles abgelaufen wie ein Film: Der Gang zum Grab, ich habe Dir Rosen nachgeworfen – ach, weißt Du noch zu meinem Geburtstag? Im vergangenen Jahr? 70 Rosen zum Geburtstag und 25 für die Silberne Hochzeit – zum Glück in Raten. Jetzt nur wenige für Dich. Aber hier auf dem Schreibtisch steht ein großer Strauß, und hier will ich immer Blumen für Dich haben …

Die vielen Menschen da in der Kirche!

Ihnen allen hast Du etwas bedeutet, ihnen allen warst Du lieb. Joachim und die anderen hatten einen Beinahe-Unfall auf der Autobahn und kamen zu spät. Das interessierte mich nicht.

Ich war verzweifelt und doch auf eigenartige Weise ruhig, als Dein Sarg da in der Erde stand. Ich hatte das Gefühl: Nun ist er angekommen, ist bei Gott – und bei mir! Ich habe tapfer ausgehalten und war auch dankbar, daß so viele Menschen an Dich gedacht haben.

Dann heim – die Kinder mußten bald fort.

Später dann das Alleinsein. Sogar in gewissem Maße ersehnt. Nur die Tiere sind noch bei mir. Wenn ich weine, kommt meist Krümel zu mir, legt sich auf meinen Schoß, schnurrt ganz laut. Schickst Du ihn mir? Denn Du bist doch hier, im Haus, in Deinem Zimmer, an Deinem Schreibtisch!

Das Bild hier am Strauß: Wir sitzen auf der Bank im Pfarrhof, ich umfasse Deinen Arm, wir küssen uns, so zart, so innig, wie wir es immer getan haben.

Nie wieder!
Dein Allesvorüber
mein Immernochda …

Denk Dir, auch unser Bürgermeister war gestern da. Er hat mir Hilfe angeboten, wenn nötig. Du warst DIE Persönlichkeit in unserem Dorf, die Christen und Nichtchristen zusammenbrachte. Nicht nur der Pastor Seidler, sondern der Mensch Seidler. Der Mensch, den ich am meisten geliebt habe und lieben werde bis an mein Ende ...

Du bist so weit fort! Und bist zugleich hier! Ich liebe Dich über den Tod hinaus und durch den Tod hindurch und bin jeden Abend froh, Dir um 24 Stunden näher gekommen zu sein.

Vorhin hat Dein alter Dozent Springer angerufen. Worte, die vorbeirauschten, gut gemeint, wenig hilfreich. Aber diese nette Episode, die Du mir nie erzählt hast: Du hast ihm im Unterricht eine etwas blödelnde Antwort gegeben, worauf er Dir einen sehr leichten Backenstreich gegeben hat. Du hieltest ihm die andere Wange hin, wohl mit einem falschen Bibelspruch – und damit war die Freundschaft zwischen Euch wiederhergestellt.

Sonnabend – ich schreibe es richtig, nicht Samstag. Dieses Wort mochtest Du nicht.

Ich habe wieder eine Kerze für Dich angezündet. Daneben blühen die Blumen. Wenn Du doch sichtbar neben mir sitzen könntest, vor 2 Wochen noch, stell Dir vor!

Zuweilen habe ich ein schlechtes Gewissen, wenn ich Hunger habe und esse. Wenn ich hungern würde, könnte ich vielleicht bald bei Dir sein. Oder wenn ich nichts mehr trinken würde ... Die Versuchung ist groß, diesen Gedanken nachzugehen, aber wahrscheinlich ist die Schwachheit noch größer. Und so bleibe ich – noch – am Leben, ein halber Mensch, die bessere Hälfte liegt in der Erde.

Deine letzten Konfirmanden haben eine Beileidskarte geschrieben. Darüber hättest Du Dich gefreut. Und Reinhard O. hat geschrieben, darüber hättest Du Dich auch gefreut. Ihm antworte ich persönlich – dann freut er sich nicht. Denn ich werde ihm schreiben, daß der erzwungene Fortgang von Trotha der Grund für Dein krankes Herz gewesen ist. Das soll er seinem Vater sagen!

Komm, Liebster, sei bei mir, ich bin voller Schmerz. Dein Bild – und daneben das Foto Deines Grabes. Wer soll das begreifen?

Nachts habe ich einigermaßen geschlafen, mit Tabletten natürlich. Dann die Morgenarbeit, die Tiere wollen zu fressen haben, auch die da draußen. Wieder kaltes, nasses Wetter. Moritz ist nicht lange draußen geblieben. Leider vertragen sich unsere drei immer noch nicht, und so muß ich zusehen, daß sie getrennt bleiben. Kleine, im Grunde unwichtige Tätigkeiten, an ihnen hangele ich mich durch die Stunden.

Moritz macht es sich auf Deinem Schreibtisch bequem, klaut sich einen Kugelschreiber, tobt mit ihm auf dem Fußboden herum, lebt – er lebt –, und immer sehe ich Dein stilles, bleiches Gesicht, der letzte Schlaf neben mir im Bett! Hilf mir über diesen Tag, an seinem Ende werde ich wie jeden Abend denken: Wieder ein paar Stunden näher bei Dir!

Schlimmes Aprilwetter, Sonne, kalter Wind, Schneeschauer. Ich höre Mozart. Du hörst keine Musik mehr, nur Stille. Oder doch nicht?

Und Trost ist nicht,
da Du mein Trost gewesen,
und Rat ist nicht,
da Du mein Rat gewesen,
und Liebe nicht,
da ich um Deinetwillen
die Welt geliebt …

Das hat die Kaschnitz nach dem Tod ihres Mannes geschrieben. Ich empfinde es ähnlich und doch anders. Ich würde so schreiben:

Und Trost bleibt mir,
da Du mein Mann gewesen bist und bleibst,
und Rat bleibt mir,
da Du auch über Deinen Tod hinaus
mir Rat und Beistand bist.
Und Liebe bleibt,
da nicht einmal Dein Tod
in mir die Liebe löschen kann …

So ähnlich möchte ich es sagen. Noch fehlen die rechten Worte.

Ein richtiger Haushaltsmorgen. Ich kann schließlich nicht im Durcheinander und im Schmutz ersticken. Obwohl: Schmutz gibt es hier nie, anders als im Pfarrhaus.

Timo hat mich nachts wieder gewärmt. Heute scheint die Sonne, nachts hatten wir leichten Frost. Es ist heller in den Räumen, nicht immer nur Dämmerlicht. Du bist im Dunkel – oder in einem Licht, das ich mir nicht vorstellen kann.

Noch liegt Deine Brille auf dem Nachttisch, wo Du sie an Deinem letzten Lebensabend hingelegt hast. Noch stehen Deine Hausschuhe da, wo Du sie hingestellt hast. An der Garderobe hängt Dein Anorak, Dein Hemd, das Du zuletzt getragen hast, liegt über dem Stuhl im Schlafzimmer, immer wieder vergrabe ich mein Gesicht darin und atme Deinen Geruch und stelle mir vor, daß Du mich umarmst. Und hier auf dem Schreibtisch liegt Deine andere Brille – überall Du und doch nicht mehr Du!

Gestern spät riefen die Kölner an. Sie werden bald wiederkommen, das wird mir guttun. Doch wie es auf Dauer mit mir weitergehen soll, weiß ich nicht. Paßt Du auf mich auf?

Wenn mir ganz elend ist, versuche ich, unser Leben in der Erinnerung noch einmal zu leben. Ich denke, das wird in Zukunft eine Hilfe für mich sein. Alles noch einmal – kaum gedacht, kommt der Groll in mir hoch, der Groll gegen diese Menschenkirche, an der Du so gelitten hast und der Du Dein krankes Herz »verdankst«. Diese Kirche hat Dir Deine Arbeit nicht vergolten – die Menschen aber danken Dir noch jetzt, das spüre ich. Und Gott wird Dich aufnehmen – aber warum so früh?

Wie sagen die Leute voller Mitleid: »Nun hätten Sie es so schön haben können, Sie beide!« Ich nicke und presse die Zähne zusammen und kann es nicht verhindern, daß ich weine.

Dieses schriftliche Sprechen mit Dir hilft mir durch die Stunden. Ich habe Dich so lieb! Daß wir gut miteinander gelebt haben, ist den Menschen nicht verborgen geblieben. Das sagte mir heute Frau F. »Wenn wir zum Altennachmittag bei Ihnen waren, haben wir gefühlt, wie sehr Sie sich lieb hatten, das hat uns allen gutgetan!«

Kleine Spuren, die wir hinterlassen …

Liebster, jetzt bin ich endlich wieder bei Dir am Schreibtisch. Das war ein Tag, wie ich ihn nicht mag. Früh bin ich nach Halle zur Notarin gefahren, des Testaments wegen. Ich brauche einen Erbschein, den besorgt mir die Notarin, aber es kann Monate dauern. Und kostet wieder Geld. Dann heim, Moritz tobte aus dem Haus; ich bin in den Pfarrhof gegangen, um die anderen Tiere zu füttern, dort waren zwei junge Damen, die das Haus vermessen sollen. Ich habe gebeten, die Türen immer gut zu verschließen, damit sich keine Katze im Haus verirrt.

Als ich Moritz endlich wieder in der Wohnung hatte, kamen Frau Z. und Frau F. aus Schwittersdorf. Sie brachten kleine Blumen für mich und wollten mir einfach etwas Trost geben. Ich bin dankbar gewesen, denn im Grunde hat ihr Besuch Dir gegolten. Sie vergessen Dich alle nicht. Ob Dich das freut? Und ob Du es weißt?

Eben habe ich drei Bilder von uns in einen Rahmen getan, zweimal wir beide an meinem Geburtstag vor einem Jahr auf der Bank im Pfarrhof, dann das Bild, das Frau B. von uns gemacht hat. Du lächelst mich so lieb an! Zum Geburtstag hattest Du ein kleines Gesicht, auf dem anderen Bild siehst Du besser aus. Sag, habe ich nicht genug auf Dich aufgepaßt? Habe ich Dich zuviel machen lassen? Aber Du hättest nicht auf mich gehört, und so sind diese Fragen sinnlos.

Tine hat lieb geschrieben. Sie gab mir den Rat, ein Buch »Christof« zu schreiben. Sie hat sich auch mit dem Schreiben aus der tiefen Verzweiflung gerettet, in die sie der Tod ihres Mannes gebracht hat, sie weiß, daß unsereins nur auf diese Weise die Trauer als künftige Lebensgrundlage anzuerkennen lernt.

Unser Jüngster rief an, er bat mich, die Treppenstufen in der Breite auszumessen, er will Teppichböden besorgen, damit ich nicht rutsche. Davor habe ich Angst: unten liegen und nicht zum Telefon zu können.

Oben auf dem Boden habe ich schwarzen Stoff gesucht, wenn es warm wird, brauche ich leichtere Sachen. Wie lange ich in Schwarz gehe, weiß ich nicht. Ich kriege die Katzenhaare nicht aus den Röcken, und: Die Farbe macht es nicht!

Ach, ich weiß, Du würdest sagen: Ziehe rot oder lila an, das ist doch so gleichgültig! Schwarz steht Dir zwar mit Deinen weißen Haaren, aber komm, häng das Zeug weg! Nichtigkeiten, es gibt Wichtigeres! Ja, Liebster, zum Beispiel dieses Sprechen hier mit Dir am Schreibtisch oder bei irgendeiner Arbeit ...

Frau B. war heute da. Sie sagte: »Wie gut, daß Sie jetzt hier wohnen, nicht so allein da hinten in der Pfarre!«

Wir haben uns nie »da hinten« gefühlt, allerdings haben wir in gewisser Weise die Abgeschiedenheit dort genossen. Ich bin dankbar, daß ich jetzt hier leben darf, allein und doch nicht allein. Wohnen möchte ich im Pfarrhaus nicht mehr, nur der Hof ist wieder schön, kleine Gänseblümchen auf einem saftig grünen Rasen ...

Es ist weit mit mir gekommen!

Ich lasse mir die Telefonnummer des Friedhofgärtners in Trotha geben, ich kann nicht immer an Dein Grab. Ich hefte die Nummer ordentlich an Dein Brett. Und suche und suche sie wenig später, finde sie nicht, rufe noch einmal an, bekomme sie wieder – und hefte sie an Dein Brett, genau neben den ersten Zettel mit der gleichen Nummer!

So sieht es in mir aus. Ein Chaos, ein Durcheinander, auch eine schlimme Wut auf Gott, der Dich so jäh weggenommen hat, ein stures Beharren auf Deiner Nähe ...

Hebe ich meine Augen, sehe ich in das zerquälte Gesicht des Gekreuzigten. Du hast das große Foto vom Kruzifix aus der Trothaer Kirche hier hingehängt, und nun sehe ich es an, und ich begreife Gott nicht – wie hat er seinem Sohn dieses Leiden zumuten können?

Darunter der Christophorus mit dem Jesuskind. Er trägt die Last, obwohl Jesus immer schwerer wird. Du hast Jesus auch getragen – und er Dich!

Und ich?

Nachmittags kam unsere jahrelange Rendantin, sie brachte rosa Rosen, da haben wir mitsammen um dich geweint. Sie hat liebe Worte für Dich gefunden – ein Mann, sagte sie, der Ruhe ausstrahlte! Wenn ich etwas nicht verstanden hatte und aufgeregt war, sagte er: Nur ruhig, das klären wir alles! Und nun ...

Weißt Du, sie haben dort in der Familie auch soviel Kummer und Elend erfahren! Zum Abschied sagte sie mir: Fragen Sie nicht, warum! Fragen Sie, wozu! Vielleicht wird Ihnen dann manches leichter ...

Wie ist es wirklich nach dem Tod?

Wenn wir an ein Weiterleben glauben oder an die Auferstehung – wie wird das sein? Weißt Du es schon? Bist Du ohne Schmerzen? Dein Gesicht sah so ruhig aus, nicht verkrampft oder erschrocken. Erlöst? Nein, erlöst auch nicht, nur ruhig und mir schon geheimnisvoll entrückt.

Sieh, wenn ich mir vorzustellen versuche, Du seist hier bei mir, wenn ich nicht von Dir lassen will und Dich herliebe zu mir, wenn das alles Einbildung ist oder Wahnvorstellung oder nur Wunschdenken – wenn es mir nur über die nächste Stunde hilft, so ist es gut. Wieder eine Stunde näher zu Dir, wo Du auch sein magst, was Du auch sein magst – oder wenn es nichts mehr gibt als das nackte, blanke Nichts: so sein wie Du und bei Dir sein, bar dieser quälend drückenden Sehnsucht nach Dir! Kein Morgenkuß mehr, kein Gutenachtkuß, kein Umarmen den Tag über, wenn uns danach war – nur Stille, die Tiere, das alltägliche Tun und ein dauernder Schmerz, der nicht mehr vergeht und auch nie vergehen soll! Weil er mich an Dich erinnert!

Beten – ich kann es nicht. Nicht einmal für Dich! Ich liege mit Gott im Streit, warum nur hat er Dich so schnell geholt und warum dürfen andere leben? Ein gnädiger Gott? Für mich jetzt ein sehr ferner, sehr unverständlicher Gott. Ein Vater? Oh nein ...

Komm, nimm mich in Deine Arme und tröste mich. Mir ist kalt, so allein ohne Dich. Sehr kalt.

Ich sehe das Bild an, auf dem wir uns küssen. Ach, Liebster, unsere Zärtlichkeiten waren leise und zart, Leidenschaft verbarg sich in der Tiefe des Gefühls. Gerade diese zarte Zärtlichkeit fehlt mir so sehr. Fehlt sie Dir auch? Kann ich sie Dir geben, indem ich tapfer und voller Glauben diese Einsamkeit auf mich nehme? Wenn ich dies doch nur wüßte ...

Jetzt stehen rosa Rosen an Deinem Bild. Wenn sie verblüht sind, bekommst Du wieder rote Rosen. Wieviel Rosen hast Du mir im Laufe unserer Ehe geschenkt! Unzählige! Ich habe zuweilen geschimpft, gib nicht soviel Geld für mich aus, habe ich gesagt. Du hast gelacht und mich in die Arme genommen, und ich habe mich an Deine Brust gekuschelt, die Augen geschlossen und bin glücklich gewesen.

Dein Hemd liegt immer noch im Schlafzimmer über der Stuhllehne. Ich presse mein Gesicht hinein und stelle mir vor, Du wärst es – ach Bilder, Bilder …

… das erste Abendmahl, das Du mir gegeben hast, in der Trothaer Kirche, da warst Du nur mein Gemeindepfarrer, aber etwas hatte schon zwischen uns begonnen, nicht Liebe, eher Zuneigung und Vertrauen. Ich sah Dich am Altar stehen, der Talar machte Dich mir fremd, und dann gabst Du mir Brot und Wein, und wir sahen uns an, und etwas sprang über, etwas schob uns genau in diesem Augenblick aufeinander zu, ich weiß nicht, was es gewesen ist, vielleicht hat Gott uns einen Stoß versetzt und uns ins Herz gelegt: Ihr gehört zusammen, ich will es so! Der Altersunterschied, meine Kinder, unsere Mütter, die Menschen der Gemeinde – nein, da gab es keinen Jubel, da gab es eher Ablehnung und Unverständnis, eine neue Heirat so bald nach dem Tod des ersten Mannes …

Wir sind durch Ablehnung und Unverständnis hindurch gegangen wie im Traum, wir spürten, daß jeder von uns die Ergänzung des anderen war, daß wir zueinander gehörten, daß wir nur zusammen eine Einheit bildeten. Das haben dann alle anderen auch begriffen, der Pastor und seine Frau – wie sagte doch gestern eine Frau auf der Straße zu mir: Bei Ihnen hat man immer gespürt, wie sehr Sie sich liebten, und gerade deswegen haben wir Sie beide gern gehabt. Weil solche Liebe selten ist …

Wenn das schon ein fremder Mensch gespürt hat, wieviel mehr dann wir selbst! Nun bist Du nicht mehr da, zumindest nicht sichtbar. Ich muß Dich zu mir holen, Dein Lachen, Deine Witze, Deinen unvergleichlichen Humor und Deine grenzenlose Ehrlichkeit. Auch im Glauben bist Du ehrlich gewesen, Du hast Deine vielfältigen Zweifel eingestanden, aber dennoch hast Du diesen Jesus nie losgelassen. Hält er Dich jetzt? Bist Du bei ihm – und was ist das: beim Herrn sein?

Wenn ich die Treppe heraufkomme, sehe ich Dein Bild: der Herr Pastor, der ein Maß zeigt, aber es sieht aus, als erteile er den Segen. Wie oft stehe ich vor diesem Bild, sehe Dich an, streichle Dich mit den Blicken, denke an jene Szene: Wir kommen aus der Kirche mit unseren Freunden, Du hast gepredigt, gut wie immer, ich habe georgelt, mehr schlecht als recht, und nun bist Du schon wieder mitten im Tun, welches das Haus und der Hof Dir auferlegen. Und Werner fotografiert Dich und sagt lachend: Was machst Du eigentlich, wenn Du nicht irgend etwas planen und bauen kannst? Weiß die Gemeinde, was sie an Dir hat?

Ich glaube, sie hat es gewußt!

Wieder ein Morgen, wieder ein Tag, wieder jede Stunde ohne Dich!

Gesegnet seien die Alltagsarbeiten, gesegnet seien die Miezen da drüben im Pfarrhof, obwohl sie viel Geld kosten, und Geld ist knapp. Die Hoffnung, daß sich die wilde Katzenmama mit ihrer Viererbande endlich ein anderes Zuhause sucht, erfüllt sich leider nicht.

Weißt Du, daß Du mich heute morgen zum Lachen gebracht hast? Da prangt an der Pfarrhaustür das Schild: H!W!Niemand! Als ich es zum ersten Mal bemerkte, habe ich es nicht verstanden. Du amüsiertest Dich über mein Nichtverstehen, hast es mir übersetzt: Hier wohnt niemand!

So bist Du gewesen! Immer voll heiterer Einfälle, um die hast Du Dich nie mühen müssen, sie fielen Dir zu. Nachträglich wird mir erst klar, daß Du ganz von innen heraus ein heiterer Mensch gewesen bist, ein Mensch, der in sich geruht hat und seiner stets sicher war. Lerne ich Dich jetzt noch besser kennen, wo mir nur die Erinnerung geblieben ist an diese 26 glücklichen Jahre?

Übrigens: Dein letztes Geschenk fährt sich gut! Ja-ja, das Fahrrad! Du hast es am Montag gekauft, und am Mittwoch, als es geliefert wurde, warst Du schon tot. Anfangs bin ich mit ihm nicht zurechtgekommen, aber jetzt fahre ich leicht und sicher, und immer, wenn ich aufsteige, sage ich: Danke, mein Schatz! So hast Du noch über Deinen Tod hinaus für mich gesorgt!

Der angesagte Sturm ist gekommen und hat mir den Moritz regelrecht ins Haus getrieben. Sturm, der Kater liegt jetzt hier auf Deinem Schreibtisch und macht gleich wieder Dummheiten, die beiden anderen haben sich drüben unterm Tisch versteckt.

Dein Bild! Ach, Dich noch einmal umarmen und küssen können, mich an Dich klammern, bei Dir sein, Dich fühlen, riechen, schmecken. Sag mir, wie würdest Du leben, wenn ich gestorben wäre? Ich frage mich das, aber ich weiß keine Antwort darauf. Dieses Auf und Ab von Gefühlen, Verzweiflung, dann wieder Insichfügen und gleich darauf wütender Zorn, warum, warum so schnell, um Gottes Willen?

Eine Familie Schulz schrieb mir, wohl von Deiner Brüderschaft. Petrus 1, 1–3, der Wochenspruch, er solle mich trösten:

»Gelobt sei Gott, der Vater unseres Herrn Jesu Christi, der uns nach seiner großen Barmherzigkeit wiedergeboren hat zu einer lebendigen Hoffnung durch die Auferstehung Jesus Christus von den Toten …«

Trost? Wenn ich's glauben könnte! Ich möchte es glauben, aber warum soviel Leid? Und WIE kommen wir wieder zusammen? So, wie es war, wird es nie mehr sein. Wie aber dann? Im Grunde trägt mich doch nur die Hoffnung durch die Tage, Dir einmal wieder ganz nah sein zu dürfen!

Gestern abend ein Anruf von Frau Dr. F. Sehr lieb. Und als ich schon im Bett lag, klingelte es, draußen stand, mit ein paar Blumen in der Hand, die kleine Botanikerin von nebenan. Ich habe sie hereingebeten und mich entschuldigt – eine anständige Frau geht nicht so früh ins Bett! Ich hatte das Gefühl, daß sie nicht glücklich ist in dem Haus und natürlich mit Frau F. nicht zurechtkommt. Aus dem Botanischen Garten hatte sie ein paar Pflänzchen mitgebracht und in das Beet von Frau F. gepflanzt, worauf diese sie ausschimpfte. Nun fragte sie, wohin sie sie pflanzen könnte, wenn sie am Weg zu Helga hin Blumen und Büsche pflanzen würde – ob mich das störte?

Ich hab gesagt, daß ich mich im Gegenteil darüber freuen würde, und dann haben wir noch trotz Sturm draußen alles angesehen, ich habe ihr angeboten, auf unserem Beet auch zu pflanzen, sie war dann ganz glücklich. Und ich – im Bett – habe gedacht: So geht das nicht, diesem empfindsamen Menschen muß man helfen und beistehen …

Schatz – hast Du das wieder gemacht? Daß ich an anderes denken muß, nicht ausschließlich an Dich und an den Verlust, den ich erlitten habe?

Heute nacht habe ich erstmals von Dir geträumt. Du standest vor mir in einem eigenartig verknittertem Mantel, ich sagte: Komm, ich bügle ihn erst einmal. Du lachtest – und ich erwachte.

Und wieder Bilder, unsere stille Hochzeit in Rostock, in der Kirche, in der Du 7 Jahre als Diakon gearbeitet hattest – wir, der Küster, der Pfarrer, der Organist –, und nach der Trauung die Fahrt nach Warnemünde, das Essen im Teepott, und dann die Rückkehr nach Trotha, das Gerede um uns, haben sie, haben sie nicht – und der Umzug! Unvergessen die hochbeladene Karre, die sich in den Straßenbahnschienen verklemmte und umstürzte, und alles Zeug lag verstreut auf der Straße, und die Bahn stand und kam nicht weiter, und wir, mitten beim Aufladen, lachten und lachten …

Vorhin war ich wieder im Pfarrhof, die Viererbande hat Trokkenfutter bekommen. Trotz des kalten Windes habe ich eine Weile auf der Bank gesessen, hab den Kopf gegen die Mauer gelehnt und die Augen geschlossen und mir vorgestellt, wie Du die schwere Karre mit dem Inhalt von vier Katzenklos hinter zum Komposthaufen schiebst – alles Deine Arbeit, war sie zu schwer? Hätte ich mehr aufpassen müssen? Zum Schmerz kommen die Vorwürfe, und weil ich die Vorwürfe nicht laut werden lasse, können sie nicht entkräftet werden. Ich schleppe sie mit mir herum, wie so vieles andere auch.

Dieser Pfarrhof ist noch immer schön, wenn man ihm auch die Nichtpflege ansieht. Eine Wiese mit Gänseblümchen, noch eine begehbare Wiese, in einem Monat wird es anders sein. Aber dann wird der Flieder blühen und später die Narzissen – unser Pfingstschmuck in der Kirche! Ich habe mir immer Mühe gegeben mit dem Blumenschmuck auf dem Altar, das weißt Du. Selten haben wir Blumen gekauft, der Garten und der Alte Friedhof schenkten uns, was wir brauchten. Wie mag es jetzt in der Kirche aussehen? Ich werde sie nicht mehr betreten, das ertrage ich nicht: ein anderer an Deiner Statt, und Du nicht mehr unter den Lebenden …

Heute vor 3 Wochen hatte ich Geburtstag. Da hast Du mir den letzten Strauß geschenkt. Er hängt jetzt auf dem Boden zum Trocknen, in ein paar Tagen hole ich ihn herunter, und wenn ich ihn ansehe, wird alles wieder gegenwärtig sein und mir wehtun. Aber ich darf dem Schmerz nicht ausweichen, ich muß ihn auskosten, auch wenn er sehr bitter schmeckt.

Ich höre die Krönungsmesse von Mozart. Du weißt, wie ich sie mag. Alles weißt Du von mir. Ich habe nachts darüber nachgedacht, daß ich nicht ein einziges Geheimnis vor Dir gehabt habe, daß ich Dir nichts verschwiegen habe, es sei denn die Sorge um Dich und die Angst vor dem Alleinsein. Bei Dir wird es ähnlich gewesen sein – kein Geheimnis, nur ein Verschweigen, wenn es Dir einmal nicht gut ging. Lange hast Du das nie durchgehalten, ich habe immer schnell gemerkt, wenn Du Schmerzen hattest. Bloß in der letzten Zeit nicht. Sind wir beide zu unachtsam gewesen, zu sicher, zu sehr beschäftigt mit dem Neuen, daß wir auf mahnende Anzeichen nicht geachtet haben?

Immer diese Fragen, auf die es keine Antwort gibt.

Weißt Du, woran ich denken mußte vorhin, als ich wieder im Pfarrhof war? An die Kindernachmittage, mit denen wir in jedem September das neue Christenlehrejahr begannen. Was war das für ein Trubel, für ein Gelächter, für eine Ausgelassenheit, und Du mittendrin, immer voll neuer Einfälle, ich brauche da nur an die Schatzsuche zu denken, die jedesmal einen gewissen Höhepunkt bildete. Zu Anfang aber stets eine Andacht in der Kirche, fröhlich auch sie, auf diese Weise sahen die Kinder wenigstens einmal die Kirche von innen! Am Kindernachmittag und höchstens noch zu Weihnachten – gib zu, das hat Dich oft bekümmert. Was wird aus der Kirche, hast Du gefragt, wenn sie zu einem Klub der Wenigen verkümmert?

Einmal haben wir auch den Mäusezirkus aus Leipzig zum Kindernachmittag eingeladen, natürlich blieb einzig die Kirche als Vorstellungsort, der Gemeinderaum im Pfarrhaus wäre zu klein gewesen. Erwartungsvoll und fröhlich saßen die Kinder in den Bänken, aber der Zirkus kam und kam nicht. Du hieltest wieder einmal die Kinder mit Blödelliedern bei Laune. Endlich trudelte man ein, wieder einmal hatte man Beesenstedt mit Bennstedt verwechselt, aber bald ging es los. Mäuse und Kater zeigten ihre Kunststücke, die Kinder waren begeistert, und wir zuckten später nur die Schultern, als ein paar Enggläubige meinten, das wäre eine Entweihung der Kirche gewesen. Weil Mäuse und Kater hier die Kinder zum Staunen und zum Lachen gebracht hatten? Gehörten denn diese Tiere nicht auch zur großen Schöpfung Gottes, und müßte nicht für diese Schöpfung auch Raum in der Kirche sein?

Noch jetzt bin ich stolz darauf, daß wir uns niemals engstirnigen Anordnungen gefügt haben, weder staatlichen noch kirchlichen; daß wir tapfer und, wenn es sein mußte, auch stur unseren Weg gegangen sind; daß wir für die Menschen unserer Gemeinden dagewesen sind, weniger für die Vorgesetzten, denen haben wir oft die kalte Schulter gezeigt. Und staatlichen Funktionären auch. Zugleich aber bin ich traurig, weil von dem, was wir aufgebaut haben, so wenig übriggeblieben ist. Du bist darüber noch trauriger gewesen, das habe ich wohl gewußt.

Kindernachmittage gibt es nicht mehr.

Doch es hat sie gegeben, und ich bin sicher, daß die Kinder, die sie erlebt haben, stets dankbar daran denken werden. Sie haben erleben dürfen, daß Kirche auch Spaß macht – durch Dich haben sie es erfahren, ich habe bloß ein wenig mitgeholfen. Die Seele vom Ganzen bist Du gewesen.

Ute hat mich vorhin abgeholt, wir sind zum Friedhof gefahren. Ich habe an Deinem Grab gestanden und immerzu gedacht: Das ist nicht wahr! Und dann habe ich mir vorgestellt, wie Du da unten liegst, da wäre ich fast zusammengerutscht. Aber gleich habe ich gedacht: Nur der geliebte Körper, DU SELBST bist nicht da unten! Du bist bei mir. Da habe ich ein wenig aufatmen können, und ich habe mich bei Ute eingehakt, und wir sind gegangen. Ab und zu habe ich ein schlichtes Holzkreuz gesehen, grad so eins werde ich für uns besorgen, ich denke, damit wärst Du einverstanden.

Nachmittags ein Anruf von Edith. Sie fragte, ob ich mich je mit der Möglichkeit des Alleinseinmüssens auseinandergesetzt hätte. Ich antwortete: Auseinandergesetzt nicht, aber gewußt, daß das Alleinsein mein Schicksal sein würde, dies ja. Wie konntest Du damit leben, fragte sie. Darauf habe ich nichts sagen können. Ich weiß nicht, wie ich damit habe leben können. Ich habe es verdrängt, totgeschwiegen in mir; aber die Ahnung des Kommenden war da, immer das Wissen: Du gehst – und ich bleibe zurück.

Heute nacht ein schrecklicher Gedanke: Du hast sekundenlang gespürt, wie Du von mir weggerissen wurdest, aber Du wolltest nicht gehen, Du wolltest bei mir bleiben, mich nicht amputiert zurücklassen! Deshalb dieser Stoß, der mich aufweckte, diese wenigen heftigen Atemzüge, und erst dann ein Hinübergleiten in die Ruhe – oder bilde ich mir Deine Ruhe nur ein, weil ich sie Dir wünsche? Weil es genügt, wenn ich umgetrieben werde vor Sehnsucht nach Dir, wenn ich an der Verzweiflung entlangbalanciere und immer wieder in sie hineinstürze, wenn ich nicht weiß, wie ich ohne Dich leben soll? Ich hangele mich an kleinen Tätigkeiten durch die Stunden, aber das ist kein Leben mehr, das sich zu leben lohnt. Vor 3 Wochen hast du noch gelebt, da waren wir noch zusammen, und nun: getrennt für immer?

Was für ein Gott, der zuerst das größte und tiefste Glück schenkt, das ein Mensch empfinden kann – und der dann diesen Menschen in die Bitterkeit des Alleinseins entläßt! Lieber Gott, guter Gott, böser Gott? Ober gar kein Gott, sondern Zufall, nichts weiter?

Vor mir liegen die beiden kleinen Karten mit den Gebeten, dem Pilgergebet und dem anderen aus dem 14. Jahrhundert. Da heißt es im ersten: Gott, schenke mir Gelassenheit, das hinzunehmen, was ich nicht ändern kann …

Gelassenheit, wenn mir Zorn, Wut und Trauer fast den Atem nehmen? Woher soll Gelassenheit kommen, woher das Sichfügen in Unabänderliches – aus dem Glauben, daß alles, auch das Sinnloseste, einen Sinn hat? Wie kommt man zu diesem Glauben? Durch welche Finsternis muß ich noch gehen, bis es irgendwo wieder eine Winzigkeit hell wird?

Noch ein Gedicht hat man mir geschickt, von Bonhoeffer, ich habe es schon oft langsam gelesen, wie einen Hilfeschrei ins Nichts hinein:

In mir ist es finster, aber bei Dir ist das Licht!
Ich bin einsam, aber Du verläßt mich nicht.
Ich bin kleinmütig, aber bei Dir ist die Hilfe.
Ich bin unruhig, aber bei Dir ist Friede.
In mir ist Bitterkeit, aber bei Dir ist Geduld.
Ich verstehe Deine Wege nicht, aber Du
weißt den Weg für mich …

Und dann kam heute ein Brief von einem Deiner früheren Konfirmanden aus Trotha. Sehr lieb und sehr erschrocken. Und in diesem Brief ein Zitat, von wem, kann ich nicht lesen:

»Wenn bei der Einfahrt eines Pilgrims in jene andere Welt die Tür aufgeht, dann weht uns von drüben ein Himmelslüftlein entgegen, das uns stärkt …«

Und wieder und wieder dieses Nachsinnen: Wenn ich doch so fest glauben könnte!

Aber es tut wohl, daß so viele Menschen in Liebe und Dankbarkeit Deiner gedenken. Wieviel Gutes hast Du den Menschen getan! Und wieviel Gutes hast Du mir getan!

Weißt Du, wofür ich auch dankbar bin? Für unsere letzte Reise nach Meransen in Südtirol mit den Freunden von Ubstadt-Weiher. Als man uns einlud, warst Du sofort Feuer und Flamme, da müssen wir hin, sagtest Du, du sollst auch die Berge sehen und diese traumhaften Sonnenuntergänge! Zwei Jahre zuvor hattest Du unsere Konfirmanden dorthin begleitet und warst noch ein paar Tage geblieben, während ich hier Haus und Katzen hütete. Diesmal mußte Helga die Tiere versorgen, ich fuhr mit schlechtem Gewissen fort, freute mich aber andererseits auch, vor allem, weil Du Dich freutest!

Und dann wurde diese Woche für uns wirklich zu einem Traum, sozusagen hoch über der Welt, abgehoben aus dem Alltag, inmitten einer sonnendurchglühten Stille. Oktober, warm und windstill, und wenn die Sonne hinter den Bergen verschwand und ihnen einen Strahlenkranz aufsetzte, konnte man denken, man schaue mitten in den Himmel. Und wir beide immer zusammen, es machte uns nichts aus, daß wir an weiten Wanderungen nicht teilnehmen konnten. Du mußtest auf Dein Herz Rücksicht nehmen und ich auf meine Knochen. Auf unserer Lieblingsbank saßen wir stundenlang, wir hielten uns wie Kinder an den Händen, manchmal legtest Du Deinen Arm um meine Schlulter, dann lehnte ich mich an Dich, und ich dachte oft: Wie lange noch ... Und ich dachte weiter: Bitte noch sehr lange, lieber Gott!

Er hat uns aber nur noch ein halbes Jahr geschenkt, ein halbes Jahr voller Unruhe inmitten des Abschiednehmens und des Neubeginns, dann hat er uns mit einem scharfen Schwert getrennt, und nun ist nichts mehr, wie es gewesen ist, und es wird nie wieder so sein. Wenn ich dies bedenke, werde ich innerlich ganz kalt und starr und hilflos. Von nun an immer ohne Dich – wie ertrage ich dies nur?

Ja, ich weiß, Du bist da, bei mir, in mir. Aber ich möchte Dich sehen, fühlen. Dich hören – und wenn es nur noch einmal dieser dumme kleine Satz wäre, den Du täglich gesagt hast und über den ich stets lachen mußte: Jetzt will ich einen lüpfen! Dann gingst Du zum Kühlschrank, nahmst die Kornflasche heraus und trankst einen Schluck, und manchmal machte ich es Dir nach, und wir kamen uns beide vor wie Kinder, die etwas Verbotenes getan und daran ihr Vergnügen hatten. Und regelmäßig folgte der zweite Satz, ohne den der erste ziemlich unfertig wirkte: Alles Schöne im Leben ist unmoralisch, illegal oder es macht dick ...

Dieser leise, feine Humor, der ein Teil Deines Wesens gewesen ist, umgibt mich noch jetzt im neuen Haus. An der Wand neben dem Toiletteneingang prangt ein Schild mit der Aufschrift: Fasse

Dich kurz, nimm Rücksicht auf Wartende! Und in der Toilette, ebenfalls an der Tür, die Mahnung: Vor dem Hinaustreten sind die Kleider zu ordnen!

Du hattest diese Schilder irgendwo in der Stadt besorgt, und dann hattest Du sie angemacht, ohne mir etwas zu sagen, und ich, blind und unachtsam, wie das leider oft meine Art ist, übersah sie zuerst. Erst als ich einmal die Toilette verließ, fiel mein Blick auf die Mahnung betreffend der geordneten Kleider, mein Gelächter lockte Dich aus Deinem Zimmer – hast Du's nun endlich gelesen, riefst Du, und wie findest du sie?

Wieso sie? fragte ich erstaunt, da hängt doch nur ein Schild!

Ein Seufzer Deinerseits. Und dann führtest Du mich vor das Schild neben dem Kleiderständer außerhalb der Toilette, und ich las, und dann umarmte ich Dich und sagte: Ach Schatz, auf so einen Blödsinn käme ich nie, aber es ist schön, daß Du darauf kommst!

Das denke ich nun jedesmal, wenn ich die Toilette betrete und verlasse. Damit ringst Du mir noch jetzt wenigstens den Hauch eines Lächelns ab, auch das ist wie ein Streicheln Deiner Hand, eine spinnwebzarte Liebkosung, ein Winken über diese unsichtbare Grenze hinweg, die uns trennt. Kann es sein, daß ich, da ich nun unserem gemeinsamen Leben nachgehe, Dich noch mehr zu lieben beginne, weil mir immer bewußter wird, was für ein liebenswerter, bescheidener Mensch, was für ein guter Mensch Du gewesen bist? Was aber beginne ich mit dieser Liebe, die mich ganz erfüllt, oder besser, wohin führt mich diese Liebe? Zuerst einmal wieder und wieder in die Traurigkeit. Danach – gibt es etwas hinter der Trauer? Gibt es so etwas wie eine stille, tragende Zweisamkeit über den Tod hinaus? Und – wenn es sie gibt – wann erfüllt sie mich ganz?

Heute vor 3 Wochen bist Du gestorben! 3 Wochen – 21 Tage – mir ist zumute, als sei es gestern gewesen. Und zugleich ist mir zumute, als seien es Ewigkeiten her, seit wir zum letzten Mal miteinander gefrühstückt haben, mit dieser halben Stunde fing unser Tag stets an, ohne zu murren warst Du mit einer Scheibe Toastbrot und einem Knäckebrot zufrieden, der Kaffee half Dir über den Hunger hinweg.

Ich sehe Dich noch, wie Du an Deinem Geburtstag voller Vergnügen und mit sichtlichem Appetit die Bratenschüssel verspeistest, die bestelltest Du immer, wenn wir in die Hopfenschänke zum Essen gingen. Das war selten der Fall, zu Deinem Geburtstag hatte ich Dich eingeladen, einmal sündigen, sagtest Du, ist erlaubt, und wir passen doch auf, daß dieses Einmal sehr selten geschieht ...

Vorbei. Das sage ich mir immer wieder, das bewegt sich gebetsmühlenartig in meinem Kopf, vorbei, vorbei, ich kann weinen und klagen, soviel ich will, Du kommst nicht wieder. Drei Wochen – drei Monate – drei Jahre – wie lange muß ich ohne Dich sein?

Ich hole Dich in meinen Gedanken zu mir, blättere diese 26 Jahre vor mir auf, manches ist schon verblaßt, so die Erinnerung an Deine Mutter, die in unserer Nähe wohnte und jeden Sonntagnachmittag zum Kaffee kam. Ich mußte mich anstrengen, um ihr Bild in mein Gedächtnis zurückzurufen, eine alte, sehbehinderte Frau, um die ich mich kaum gekümmert habe, weil mich die Pflege meiner eigenen Mutter voll in Anspruch nahm. Meine Mutter wohnte bei uns, Deine Mutter hatte noch ihre eigene Wohnung in unserer Nähe, und sie kam auch allein zurecht. Ihre hervorstechendste Eigenschaft war ihr Selbstmitleid, damit erdrückte sie in sich die Fähigkeit, auf andere Menschen zuzugehen. Zum Beispiel auf Dich!

Ich weiß wenig über das Verhältnis Deiner Mutter zu Dir. Was ich weiß: Sie klagte stets über mangelnde Zuneigung und Zuwendung, über fehlende Ansprache, über schlechte Gesundheit und im Grunde über ihr gesamtes Leben. Mit Dir hatte sie gewisse Schwierigkeiten, weil Du ganz anders warst als sie: den Menschen zugewandt, dem Leben zugewandt, mit der Fähigkeit begnadet, sich an Kleinigkeiten zu freuen. Die Ehe Deiner Eltern war auseinandergegangen, als Du 14 Jahre alt warst. Das hieß für Dich: Abgang vom Gymnasium, Beginn einer Lehre, Fernmeldemonteur, erst danach hast Du die Ausbildung als Diakon begonnen. Schmalspurtheologe, wie Du oft spöttisch sagtest – glaub mir, Du bist ein besserer Theologe gewesen als mancher Deiner studierten Kollegen! Weil Du das normale Alltags- und Arbeitsleben kanntest und nicht darüber schwebtest wie ein kleiner Halbgott.

Der Sonntagnachmittagskaffee war Pflicht, daran führte kein Weg vorbei. Jetzt, da ich selbst alt bin, habe ich nachträglich Mitleid mit Deiner Mutter. Vielleicht hat sie im Laufe ihres Lebens zu wenig Liebe empfangen und konnte darum nur wenig Liebe weitergeben, weil sie sich selbst lieben mußte?

Bevor wir Trotha verließen, kam sie in ein Altersheim, das hatten wir immerhin erreicht. Dort hat sie noch ein paar Jahre gelebt, natürlich hat sie uns besucht, und wir haben sie besucht, zu selten, wie ich heute weiß. Hat sie Dir manchmal gefehlt? Oder war Deine Bindung an sie wirklich so spinnwebleicht, wie es den Anschein hatte?

Die große Inge hat mir Gedichte von der Kaschnitz geschickt. Da flossen die Tränen! Noch kann ich mich mit der Endgültigkeit unserer Trennung nicht abfinden. Dein Anorak hängt am Kleiderständer, Deine Schuhe stehen da, wo Du sie zuletzt hingestellt hast, auf dem Nachttisch liegt Deine Brille, über dem Stuhl das Hemd, ich sehe noch, wie Du es ausgezogen und hingelegt hast. Immer wieder presse ich mein Gesicht in den Stoff und küsse ihn, weil ich Dich nicht mehr küssen kann ...

Ich war auf dem Friedhof. Dein Grab sah ich von weitem, und da konnte ich die Tränen nicht halten. Ich hab dagestanden in all meiner Hilflosigkeit, und die Vorstellung, daß Du dort unter der Erde liegst, weit weg von mir und doch nur durch ein paar Meter von mir getrennt, hat mich frieren lassen. Aber dann, ganz plötzlich, wurde ich ruhig. Ich konnte mit dem Friedhofsgärtner alles besprechen, er sorgt dafür, daß Dein Grab in Ordnung gehalten wird. Und später bin ich gegangen, aber gefroren habe ich immer noch.

Daheim habe ich den wunderschönen Strauß, den Du mir zum Geburtstag geschenkt hast, vom Boden geholt, er ist jetzt ganz trocken. Nun steht er auf dem Bücherschrank, anders schön als im frischem Zustand, ein immerwährender Gruß von Dir. Der letzte, sichtbare Gruß. Als ich am Morgen an Deinem Grab stand und so grenzenlos verzweifelt war, warst Du unsichtbar bei mir – wie hätte ich sonst wieder in die Ruhe zurückfinden können? In eine trügerische Ruhe, zugegeben. Sie ist zerbrechlich wie hauchdünnes Glas …

Gepriesen seien die ganz alltäglichen, sich immer wiederholenden Tätigkeiten! Aufstehen, die Katzen versorgen, eine Tasse Kaffee trinken, die Wohnung in Ordnung bringen, zur Kaufhalle fahren, den Blumen frisches Wasser geben …

Für Dich habe ich einige Zweige von den Sauerkirschen abgebrochen, nun blühen sie hier auf Deinem Schreibtisch über Deinem Bild. Der ständige heftige Wind hat unsere alte Hollywoodschaukel endgültig entschärft. Schief und krumm lehnt sie jetzt am Drahtzaun, den Du so gut repariert hast, beim nächsten Sperrmüll kommt sie fort. Wir haben beide in diesem Frühjahr hier noch auf ihr gesessen! Wir haben uns fest an den Händen gehalten und über die Bäume hinweg in den Himmel geschaut, dabei hast Du mir gesagt, welche Arbeiten Du noch vorhattest, was unbedingt getan werden müßte, damit wir es ringsum schön hätten. Denn schön wollen wir es doch haben, sagtest Du, so richtig schön auf unsere alten Tage!

Wo magst Du jetzt sein? Stehst Du neben mir, hauchst Du mir einen Kuß aufs Haar und versetzt Du mir gleichzeitig einen leichten Rippenstoß: Nicht schwach werden, Mädchen, weitermachen!?

Wozu? Ich habe im Grunde für Dich gelebt. Für Dich – für uns – und erst dadurch für andere. Jetzt also die Frage: Wozu?

Und doch scheint die Sonne, und doch genieße ich ihre Wärme, und doch pflücke ich im Pfarrhof den ersten Strauß Gänseblümchen, nun blühen sie auch hier auf Deinem Schreibtisch. Wie ist das zu vereinen: die Leere, die Traurigkeit, die Tränen – und zugleich Alltägliches tun wie bisher?

Tine wird mich bald besuchen. Ihr Mann ist an Alzheimer gestorben, in seinen letzten Lebensjahren war er für sie fast ihr Kind. Du warst bis zur letzten Minute ein Teil von mir, mein Mann, mein Kamerad – wenn Ihr Euch liebt, dann heiratet, hat Tine damals gesagt. Gott – falls es ihn gibt – hat Euch aufeinander zugeschoben. Also …

Falls es ihn gibt …

Sie ist voller Zweifel, und ich bin voller Zweifel, aber dies glaube ich: Deinen Tod hat er nicht gewollt. Er hat ihn nur nicht verhindern können. Kein allmächtiger Gott? Aber ein liebender Gott, so sagtest Du, der hilft, wenn man um seine Hilfe bittet, nur sieht die Hilfe oft anders aus, als man es sich gewünscht hat!

Tine kann nicht beten. Ich kann zur Zeit auch nicht beten. Aber im Augenblick kann ich lächeln: Da sehe ich uns mit 6 Konfirmanden in Tines Garten, ich habe das Essen aufgetragen, Ihr seid von einer Wanderung zurückgekommen und habt Hunger – da rutscht langsam, sehr langsam, die Gartenbank mit 4 fröhlichen Jungen in sich zusammen, und wir, nach dem ersten Schreck, lachen, daß uns die Bäuche wehtun!

Gegessen wurde dann doch noch. Und später hast Du in der Laube, in der die Jungen schliefen, Gespenstergeschichten vorgelesen, das Gelächter drang bis zu Tine und mir. Wir saßen auf der Haustreppe, und Tine sagte: Das ist einer, den man liebhaben muß und dem man glaubt, was er lebt und predigt!

Ein Mensch aus einem Guß! Ohne Falsch! Ohne Hintertür! Mein Mann – und jetzt so weit von mir entfernt und doch in meinem Herzen mir so nah …

Herr K. aus Frankfurt schrieb heute. Da steht: Mit dem Wochenspruch vom vergangenen Sonntag »Christus spricht: Ich bin der gute Hirte …« hat unser Pfarrer an den guten Hirten von Beesenstedt erinnert, Christof Seidler, der seinen irdischen Weg beendet hat und der heimkehren durfte zu Gott …

Ich erinnere mich: Anfang 1996, nach einer gerade überstandenen Grippe, batest Du mich eines Sonntags, den Bereitschaftsarzt zu rufen, es ginge Dir nicht gut. Der Arzt kam, wir kannten ihn nicht, hatten aber sofort Vertrauen zu ihm. Er schickte uns ins Krankenhaus, dort untersuchte man Dich und schlug Dir vor, ein paar Tage zu bleiben, eine leichte Herzattacke, so nannten es die Ärzte, aber wenn Du wolltest, könntest Du auch heim. Allerdings strenge Bettruhe ein paar Tage lang und ärztliche Betreuung. Die Taxe brachte uns nach Hause, Du legtest Dich sogleich ins Bett, ein vorbildlicher Patient, und ich war dankbar, daß ich Dich bei mir hatte. Zwei Wochen hieltest Du die Ruhe aus, ich sah Dich immer wieder heimlich an und betete zu Gott, daß er Dich mir lassen sollte, noch keine Trennung für immer, allein der Gedanke daran ließ mich frieren.

Nach ein paar Wochen fühltest Du Dich besser, und ich mich auch. Leichtsinn? Es war noch einmal gutgegangen, also ...

Ach, wir alle schieben den Tod ins Abseits. Nicht davon reden, nicht daran denken, Augen und Ohren zu, wir wollen nicht gestört werden in unserer Selbstsicherheit. Würden wir vernünftiger leben, wenn wir ihn mehr hineinnehmen würden in unser Planen und Tun, der Tod als Schlußpunkt und – hoffentlich – zugleich als Anfang?

Sonntagmorgen. Vor 4 Wochen – nein, nicht schon wieder! Oder doch? Vor 4 Wochen bist Du früh in die Küche gekommen mit einem Riesenblumenstrauß, hast mich fest in Deine Arme genommen und mir gesagt, wie sehr Du mich liebst und brauchst und hast mir nur Gutes gewünscht.

Vor 4 Wochen ...

Heute lag auf den Beeten ein Hauch Schnee. Jetzt scheint zwar die Sonne, aber es ist immer noch kalt. Die Tulpen, die wir im letzten Herbst gesteckt haben, bleiben klein. Ein paar Osterglocken blühen an Deinem Bild. Ich sehe die Blumen an, ich sehe Dich an, und ich begreife Dein Fortgehen nicht. Ich werde es nie begreifen, ich werde weiter funktionieren – aber leben?

Ich sehe den Christophorus, Deinen Heiligen, wie er das Jesuskind trägt. Trägt Jesus jetzt Dich? Das wäre eine tröstliche Vorstellung, ein Traum, wachend geträumt, damit das Herz nicht so weh tut. Wir wissen nichts von der Welt auf der anderen Seite. Aber Du lagst so ruhig da, entspannt und schon fremd, mir nicht mehr zugehörig oder auf eine ganz andere Art als im Leben. Wenn Du doch einmal im Traum zu mir kommen würdest, eine Botschaft für mich hättest, ein Zeichen, und sei es noch so unvollkommen: SO kannst Du weiterleben, ohne mich und doch mit mir ...

Das geht mir nicht aus dem Sinn: Bis daß der Tod euch scheidet!

Das ist auch bei unserer Trauung gesagt worden, das hast Du oft am Altar gesagt. Nun hat uns der Tod geschieden, aber ich bin und bleibe Deine Frau, auch über den Tod hinaus. Also doch nicht geschieden? Ich halte Dich mit allen Gedanken und Gefühlen fest, ich lasse Dich nicht los – es sei denn, Du gibst mir zu verstehen, daß Du es willst.

Abends im Bett gehe ich in unserem gemeinsamen Leben spazieren. Sehe Dich am Schreibtisch sitzen und arbeiten oder lesen, sehe mich an meinem kleinen Arbeitstisch im Wohnzimmer schreiben, wir haben uns immer gegenseitig eigenen Raum gelassen, wir haben uns gegenseitig nie eingeengt, sondern jedem den Freiraum gegeben, den er brauchte. Wenn wir dann abends beisammen saßen, gab dieses Beisammensein dem Tag Farbe und Geschmack und uns das Gefühl völliger Harmonie. Ich fragte, rein aus Spaß: Magst Du mich noch? Darauf Du, sehr lieb: Immer mehr! Unsere Liebe brauchte keine großen Gesten, keine leidenschaftlichen Beteuerungen, sie gab Sicherheit und Wärme und Geborgenheit, sie allein half uns, mit all den Widrigkeiten des Lebens fertigzuwerden, auch mit der Angst, die über uns hereinbrach, als wir von Deiner schweren Krankheit erfuhren. Unsere Liebe hat uns getragen.

Sag, trägt sie uns noch jetzt? Dich da drüben und mich hier?

Noch liegt Deine Brille auf dem Nachttisch, noch stehen die Hausschuhe unter Deinem Bett, noch hängt der Anorak an der Garderobe. Ich mag nichts forträumen, ich lasse alles liegen und hängen, er ist ja noch da, denke ich, also kann es bleiben. Es stört keinen, mir tut es wohl. Alles, was mich an Dich erinnert, tut mir wohl.

Nachts bist Du von mir weggerissen worden. Hat Gott nicht aufgepaßt? Oder hat er Dich – in weiser Kenntnis meiner Unvollkommenheit – hier erst alles machen lassen, damit mich Ordnung umgeben sollte, wenn er Dich holte? Fragen – die Antworten bleiben aus.

Es wird wärmer. Der starke Wind trocknet den Boden noch mehr aus und jagt Staubwirbel in die Luft. Nachher werde ich mich eine

Weile drüben auf die Bank im Pfarrhof setzen, da bist du auch überall. Ich sehe Dich am Grill in der Pfarrklause stehen und für uns Frauen die Würstchen grillen. Manchmal saßen wir in der Pfarrklause um den großen Tisch herum und schwatzten und lachten und aßen und tranken und hatten unseren Spaß, Du immer dabei, nicht irgendwie abgehoben in geistliche Gefilde. Einer von uns – und dieser Eine griff beim Kirchweihfest 1990 nach dem Grillen zur Tuba und blies im Posaunenchor der Partnergemeinde mit, die verrückte Schürze um den Bauch, ganz glücklich, endlich wieder eine Tuba im Arm halten zu können. Ich stand bei den Frauen, ich sah Dich an und dachte voller Liebe: Mein Mann! Ich war stolz auf Dich, ich liebte Dich und Du liebtest mich, was Wunder, daß unsere Gäste vom Rhein zum Abschied sagten: Bei Euch ist es gut sein!

Auch das vorbei. Nach der Wende hörten die Partnerschaften auf, ihr braucht uns jetzt nicht mehr, hieß es, die Menschen in der dritten Welt brauchen uns nötiger. Aber Freundschaften haben all die Jahre gehalten, sogar zu Deiner Beerdigung sind die Freunde gekommen …

Als ich heute aufwachte, war mir ganz leicht zumute. Doch kaum kam ich richtig zu mir, war der ganze Jammer wieder da. Ich bin aufgestanden und habe den Tag verwünscht. Mittags kam mein Verleger und brachte eine wunderschöne Blumenschale für Dich. Also fahre ich morgen mit Ute zum Friedhof.

Nein, ich schreibe nicht: zu Dir! Du bist hier, hier in Deinem Zimmer, da atmet alles Dein Wesen, ich rühre auch nichts an, es soll so bleiben, solange ich hier lebe. Wie hast Du letztens gesagt: Den nächsten Umzug machen die Erben. Daran halte ich mich.

Sonntag: Vor Jahren die Gottesdienste mit Dir, hier in Beesenstedt und auf den Dörfern, immer wir zwei, und auch dabei ganz aufeinander eingespielt. Manchmal nahm ich hier in Beesenstedt mein Strickzeug mit zur Orgel, 40 Paar Socken habe ich jeden Sommer für den Basar gestrickt, Kindersocken, die verkauften sich gut. Du standest auf der Kanzel, ich nickte Dir zu und grüßte Dich mit den Blicken – Sonntag, für uns ein Arbeitstag.

Und nun? Ich werde die Kirche kaum noch einmal betreten, ohne Dich ist die Kirche leer, Gott möge mir verzeihen, daß ich Dich in der Kirche suche und nicht ihn an erster Stelle!

Sonntag heute: Wir drei Frauen haben auf dem Hof ein Kräuterbeet angelegt, da waren wir beschäftigt, vor allem war ich abgelenkt. Nun bin ich wieder allein. Es ist ganz still im Haus, nicht einmal die Katzen machen Geräusche. Diese Stille ist bedrückend. Vor Tagen noch konnte ich Musik hören, heute kann ich es nicht. Jetzt Deine Hand halten, Dich am Leben fühlen – Träume, Wünsche, Schmerz – sag, hast Du mir gerade den Timo geschickt, damit mir wenigstens von einem Kater Trost kommt? Er ist auf den Schreibtisch gesprungen und liegt hier vor meinem Schreibblock, ich kann ihn streicheln, er antwortet auf seine leise Art, sieht mich mit seinen großen Augen an, wir sind auch noch da, scheint sein Blick zu sagen, ganz allein bist Du nicht ...

Plötzlich ein Aufleuchten in mir, ein Gedankenblitz – woher, weiß ich nicht: Ich sehe uns auf dem kleinen Rheindampfer, wir stehen an der Reling und betrachten die Silhouette von Köln, eine Zweistundenfahrt rheinabwärts und rheinaufwärts, ein warmer, sonniger Herbsttag, wir genießen die Stadt und freuen uns gleichzeitig schon wieder auf unser Dorf. Ein Guinness, sagst Du, ich hätte jetzt gern ein Guinness – aber auf dem Kahn hier ... Also suchen wir später ein Irish Pub, trinken das herbe, schwarze Bier, gehen abends mit den Kindern in eines der großen Brauhäuser, Du genießt mit sichtlichem Vergnügen die gebratene Schweinshaxe, einmal sündigen, sagst Du wieder, das darf der Mensch, einmal im halben Jahr ist so gut wie nie, also lasse ich es mir schmecken, wer weiß, wie lange noch ... Das ist nur so dahingesagt, es trifft mich nicht; aber jetzt, weit über 2 Jahre danach, trifft es mich doppelt ...

Als wir damals von Deinem stummen Herzinfarkt erfuhren, hast Du das Rauchen gelassen, die geliebten Zigarren verschenkt, ohne jede Klage, ohne jeden Seufzer. Es wird Dir schwergefallen sein, aber Du hast Dir nichts anmerken lassen. Ich habe es trotzdem geahnt, und ich habe gewußt, daß Du es für mich getan hast – Du wolltest noch nicht von mir fort, Du wolltest bei mir bleiben.

Warum nur Dein jäher, plötzlicher Tod? Immer die gleichen Fragen, ich renne im Kreis umher, mal langsam, dann wieder gehetzt und gejagt, warum – und die nächste Frage: Wie weiter? Nach außen geordnet, diszipliniert, beherrscht – daß ich nach Dir schreie, hört niemand, wahrscheinlich auch Du nicht. Nein, ich will Deine Ruhe nicht stören, aber wenn es möglich ist, wenn es irgendwie möglich ist, bleibe neben mir und hilf mir durch die endlosen Stunden.

Heute morgen habe ich von Dir geträumt. Es war kein angenehmer Traum; manches ist schon vergessen, aber dies weiß ich noch: Eine Schulklasse wollte Dich sprechen, Du lagst im Bett auf der Seite. Als Du Dich zu mir umdrehtest, war Deine eine Gesichtshälfte blau. Ich will nicht, sagtest Du, ich will meine Ruhe haben.

Ähnliche Worte wie an Deinem letzten Abend.

Freunde aus Rostock haben sich gemeldet. Sie zitieren eine polnische Schriftstellerin, die sinngemäß folgendes schreibt: »Vor meinem eigenen Tod ist mir nicht bang, nur vor dem Tod derer, die ich liebe; wie soll ich leben, wenn sie nicht mehr sind? Den eigenen Tod stirbt man nur, mit dem Tod der anderen muß man leben!«

Wie wahr! Und wie gut, daß Du vor einem solchen Weiterleben bewahrt geblieben bist!

Heute bin ich zum letzten Mal in der Kirche gewesen. Auch dort bist Du mir überall begegnet. Deine Anweisungen fürs Läuten, Deine Anweisungen in der Sakristei, das Heizöl betreffend, die Liederzettel, natürlich nicht weggelegt – ich bin ganz langsam durch die Kirche gegangen, Du warst neben mir, schau nur, habe ich gesagt, welch ein Staub überall, die Kissen liegen herum, niemand räumt sie nach den Gottesdiensten auf die Bank, der Teppich vor dem Altar verdreckt, ach, und wie sieht es oben bei der Orgel aus …

Eine Weile habe ich mich gesetzt, sah Dich am Altar stehen und auf der Kanzel, und mein Herz ist schwer gewesen. Was hast Du

Dir für Mühe gegeben, dieser Deiner Kirche Sauberkeit, Helligkeit und Schönheit zu geben, die Gemälde sind restauriert worden, die geschnitzte Figur des Apostels Johannes ist noch zu DDR-Zeiten am Altarraum angebracht worden, die Orgel wurde in Ordnung gebracht und gestimmt. Die Gemeinde soll sich wohlfühlen, hast Du immer gesagt, und Gott soll sich freuen können über diesen Raum und über die Menschen, die ihn füllen. Du hast geplant und selbst mit Hand angelegt, und Du hast gelitten, als die Gleichgültigkeit hier einzog, nachdem Du in den Ruhestand gegangen warst.

Und nun: Staub, Unordnung, Lieblosigkeit. Dies vor allem. Wir waren mit Liebe bei der Arbeit ...

Nein, die Kirche betrete ich nicht wieder. Kein Pastor mehr, keine Pastorsfrau, nur Traurigkeit, weil so viel Arbeit anscheinend vergebens gewesen ist.

Doch dies stimmt wohl nicht! Wir haben uns wohlgefühlt dort in der Kirche, und mit uns die Gemeinde. Wir hätten gar nicht anders arbeiten können, als wie wir es getan haben.

Den Kirchenschlüssel gebe ich ab. Mit dieser Kirche habe ich nichts mehr zu tun. Mit dem, was Kirche wirklich ist und woran Du geglaubt und wofür Du gelebt hast, wohl! Das ist auch mein Halt, ein wackliger zur Zeit, aber doch ein Halt. Durch Dich, allein durch Dich hindurch.

Gestern mußte ich nach Halle zum Zahnarzt. Später bin ich vom Markt zum Franckeplatz gelaufen. Dicht neben mir fuhr die Straßenbahn. Ich habe gedacht: Tu's! Und sogleich habe ich gedacht: Was machen dann die Tiere? Und habe es nicht getan. Lebenswille, Pflichtbewußtsein – oder einfach nur Angst?

Ich finde mich in meinem Leben nicht zurecht. Werde ich mich an diesen Zustand gewöhnen und ihn eines Tages sogar erträglich finden? Nehme ich die Tatsache Deines Todes an und lebe weiter? Nicht schmerzlos, aber schmerzgewohnt? Werde ich da nicht schuldig an Dir? Muß ich nicht ständig schreien, weil Du mir genommen worden bist? Oder mündet meine Trauer eines Tages in den Satz: Nicht wie ich will, sondern wie Du willst, Gott! Ist das nicht Verrat an Dir, wenn ich mich abfinde mit Deinem Fortsein?

Mittag. Ich habe ein paar Minuten im Liegestuhl gesessen, am Hang zum Grund hin. Die Sonne hat geschienen, etwas blaß, die Vögel haben gesungen, ich war innerlich ganz ruhig, bis mich wie ein Messerstich der Gedanke durchzuckte: Das alles sieht und hört er nicht mehr dort in der Erde! Da war es um meine Ruhe geschehen, ich mußte schnell an den Schreibtisch, mit Dir sprechen, Dich suchen, Dich rufen! Ein Hauch Normalität – und gleich darauf der Absturz in die Trauer.

An unserem Bild blühen Vergißmeinnicht. Nein, ich vergesse Dich nicht. Abends, wenn ich ins Bett gehe, sehe ich Dich da liegen, blaß und so entsetzlich fern. Und dann bin ich dankbar, wenn eine Katze zu mir springt und ich meine Finger in ihrem Fell vergraben kann und ihre Wärme spüre, eine winzig kleine Hilfe in der Einsamkeit.

Ein Tag voller Arbeit. Mittags kamen unsere Kinder aus Köln, wir waren auf dem Friedhof. Dein Grab wird in Ordnung gebracht – aber ich stehe davor und bin ohne Gefühl, denke nur: Hier ist er nicht! Dann haben wir im Garten gesessen, äußerlich war ich ganz ruhig, innerlich sehr zerrissen: Warum ist er nicht da – und was sieht er – und was ist der Tod?

Ich habe Deinen Tod längst nicht angenommen. Etwas denkt in mir: Es kann einfach nicht sein! Und etwas anderes denkt: Begreife endlich, es heißt: Bis daß der Tod Euch scheidet! Nun hat er euch geschieden, getrennt, diese Tatsache bleibt bestehen, auch wenn Du sie leugnest, du bist für immer allein, das Glück dieser 26 Jahre kehrt nie wieder zu dir zurück. Ich drücke mich vor dieser Erkenntnis, ich sehe Dein Bild an, ich sehe, wie wir uns küssen, ich sehe Dein Grab, und ich fürchte mich vor der Zeit, die vor mir liegt.

Herr, lehre uns bedenken, daß wir sterben müssen, auf daß wir klug werden …

Frage: Bist Du klug gewesen?

Antwort: Ich glaube, ja. Du hast immer über den Tag hinaus gedacht und wohl auch Deinen Tod bedacht. Vielleicht nicht jetzt, sicher aber zu den Zeiten, wo es Dir schlecht ging. Wie soll und kann ich klug werden? Das heißt doch: Wie lerne ich jetzt, das Wichtige zu tun und das Unwichtige zu lassen? Wie unterscheide ich beides voneinander? Mit dem Tod leben – ich sehe Dein stilles Gesicht, und dann denke ich: Lieber Gott, laß mich auch so sterben – und laß es nicht mehr so lange dauern ...

Dr. P. versucht, für unsere Botanikerin einen Teil des wüsten Gartens nutzbar zu machen. Ich habe ihm dafür den alten Rasenmäher geliehen, aber mit dem Griff kamen wir nicht klar. Also waren wir drüben in Deiner Werkstatt.

Die Augen des Herrn Doktors hättest Du sehen sollen!

Auch hier wieder Deine Ordnung. Ich sehe Dich förmlich dort werkeln und fummeln, höre die Kreissäge, höre den Schleifer, sehe Dich mit dem Rasenmäher – aber dabei wenigstens habe ich Dir geholfen, das schaffe ich auch jetzt gut.

Wenig später kommt der Fuhrunternehmer aus Wettin und bringt einen Container. Er sieht mich, schaut mich groß an, fragt: »Ihr Mann?« Da ist es um meine Beherrschung geschehen, ich renne ins Haus und weine, weine, und der Himmel weint gleich mit. Es regnet, sehr stark, auch Moritz will ins Haus ...

Gestern kamen G.'s aus Halle, sie waren auch bei Deiner Beerdigung. Ihr geht es sehr schlecht, sie ist jahrelang falsch behandelt worden. Ich konnte sie diesmal nicht trösten. Sie fragten, wozu man eigentlich auf der Erde sei. Auch darauf wußte ich keine Antwort. Wozu sind wir hier? Um zu essen, zu trinken, zu atmen, zu arbeiten, zu lieben, zu streiten, zu genießen, zu leiden – und Gott nicht zu vergessen? Wozu das alles, wenn es doch in wenigen Minuten zu Ende sein kann? Was bedeutet das Leben? Eine Wanderschaft hinüber in das Reich Gottes? Aber warum diese so oft mühselige Wanderschaft und noch einmal: Wozu?

Wir haben 26 glückliche Jahre miteinander erleben dürfen, dafür bin ich unendlich dankbar. 26 Jahre Liebe, Fürsorge, Güte, Freundschaft, ein inniges Miteinander.

Und nun: Alleinsein. Dein Allesvorüber – mein Immernochda! Aber weil diese Jahre nicht ausradiert oder ausgestrichen werden können, wirken sie weiter, also bist Du nach wie vor mit mir verbunden, auf geheimnisvolle Art, die nicht zu verstehen ist. Sie ist nur zu fühlen, spinnwebleicht, ein Hauch, ein Wehen, ein Gedanke ...

Mitten im Alltagskram habe ich mich an eine Deiner Predigten erinnert, die Du in Trotha gehalten hast. Ich sehe Dich auf der Kanzel stehen, ernst und gesammelt, wie Du es beim Predigen immer gewesen bist, ich weiß nicht mehr, was es für ein Sonntag war, vielleicht Ewigkeitssonntag, denn Du sprachst über das Sterben. Das Sterben war für Dich keine schreckliche Vorstellung, eher ein Schreiten in eine bessere Welt, ein Hinüberwechseln zu Jesus Christus hin, den Du immer als den Herrn und den Freund Deines Lebens anerkannt hast. Die einzelnen Worte weiß ich nicht mehr, ich weiß nur, daß von dem, was Du sagtest, eine große Ruhe ausging, eine Sicherheit, die durch nichts zerstört werden konnte. Und ich weiß noch, daß Du diese Predigt sinngemäß etwa so beendet hast: Jetzt aber wollen wir leben, mit ganzer Kraft, mit allen Sinnen, leben im Herrn, damit wir einmal im Herrn sterben können. Dabei sahst Du mich an, mir war, als hättest Du dies allein für mich gesagt, leben und sterben im Herrn, aber das Sterben lag außerhalb der Zeit, einzig das Leben war wichtig und schön.

Viele Jahre ist das her, plötzlich ist es mir wieder ganz gegenwärtig. Und eine andere Szene ist mir gegenwärtig: ein Arztgespräch in der Klinik, der Arzt erklärt uns die Schwere Deiner Herzerkrankung, und da, fast den Tränen nah und doch gefaßt, sagst Du: Solange es Gott will! Ich sehe Dich an, sehe, wie Deine Mundwinkel zucken, drücke Deine Hand ganz fest, sicher sage ich irgendeine Belanglosigkeit, der Augenblick geht vorüber, aber etwas hat uns gestreift, eine Ahnung von der Endlichkeit unserer Tage, vorbei, vorüber ... Du kamst bald aus der Klinik nach Hause, wir schoben alle Gedanken an den Tod von uns, ich zumindest tat es, leben war wichtig – sterben irgendwann in der Zukunft.

Du hast im Herrn gelebt, bist Du auch im Herrn gestorben? Und wie lebe ich in ihm – ohne Dich?

Im Pfarrhof drüben ist ein weiteres Dachstück vom Schuppen abgestürzt, es sieht böse aus. Der Eingang zu unserem Kartoffelkeller ist nicht mehr zu öffnen. Mir ist das gleichgültig, einzig um Moritz sorge ich mich. Er will immer ins Haus, er vergißt seine frühere Heimat nicht. Das ist eigenartig. Warum – wenn er so heimatverbunden ist – kehrt er nicht dorthin zurück, wo er geboren worden ist? Sucht er vielleicht Dich da drüben im Pfarrhaus? Denn daß die Tiere Dich vermissen, ist deutlich zu spüren.

Morgen ist Himmelfahrt. Kein Gottesdienst hier. Ich denke an unsere Abendandachten während der DDR-Zeit, Himmelfahrt war ja ein Arbeitstag, aber trotzdem kamen doch immer an die 20 Gottesdienstbesucher zur Andacht. Wir sangen das Lied »Zum Himmel aufgefahren ist, halleluja ...«, das ich so mag. Deine schöne Stimme füllte die Kirche, ich, oben an der Orgel, hörte immer nur Dich singen. Und auch beim Vaterunser hörte ich meist nur Deine Stimme, ich betete mit und dachte dabei: Wie ich ihn liebe! Ich denke, daß Gott mir dies nicht übelgenommen hat, denn ich habe ihn durch Dich hindurch geliebt.

Jetzt habe ich das Vaterunser lange nicht gebetet. DEIN WILLE GESCHEHE – das ist so schwer zu ertragen.

Ich höre die Mozartmesse. Schön, in die Tiefe gehend. Auch tröstend. Aber die Tränen sitzen locker. Ich denke an die vielen Stunden, in denen wir zusammen Musik gehört haben, meist Bach. Mit Schütz, den Du so liebtest, konnte ich wenig anfangen, und Dir blieb Mozart etwas fremd. Aber Bach liebten wir beide. Möglicherweise kann ich aus diesem Grund zur Zeit Bach nicht hören, er macht mir das Alleinsein zu sehr bewußt.

Mein Schatz, ich habe Deinen Schreibtisch voll in Besitz genommen, wage aber noch immer nicht, etwas wegzuwerfen. Und an die Schränke gehe ich auch nicht, alles bleibt, wie Du es verlassen hast, alles wartet irgendwie auf Deine Rückkehr, dabei weiß ich wohl, daß es eine Rückkehr in das frühere Leben nicht geben wird. Alles fließt, alles strebt weiter – dem Ende, der Vollendung entgegen, dorthin, wo Du schon bist.

Heute vormittag habe ich Deine Arbeit getan: den hohen, dichten Rasen auf dem Alten Friedhof gemäht. Erst mit dem neuen Mäher, aber der schaffte das Gras einfach nicht. Da habe ich den alten Toro geholt, der neue Mäher steht nun hier, für den kleinen Garten ist er gerade richtig. Das Gras war naß und schwer. Jetzt weiß ich erst, wie sehr Du Dich voriges Jahr hierbei angestrengt hast. Vielleicht war auch das zuviel für Dein krankes Herz.

Ich wünschte, Du könntest die Tulpen sehen, die wir im letzten Herbst gesteckt haben. Eine Pracht! Sonntag holt mich Ute wieder ab, ich will auf den Friedhof, da stelle ich einen Strauß auf Dein Grab. Und werde sogleich denken, was soll das – durch die Erde hindurch sieht er die Blumen nicht, HIER sieht er sie – wenn überhaupt!

Warum nur wissen wir nicht, wie es nach dem Tod mit uns weitergeht? Was uns drüben erwartet? Komm doch endlich im Traum zu mir, und wenn es nur für Sekunden ist! Dein Gesicht war so ruhig im Tod, so entrückt. Immer, wenn ich ins Schlafzimmer gehe, sehe ich Dich im Bett liegen, ganz nah und doch nicht mehr erreichbar. Nur in Gedanken hole ich Dich zu mir, da lasse ich Dich nicht fort. Niemals!

Es ist noch früh am Tag. Nachher kommt Ute. Ich habe nicht von Dir geträumt, und mein Herz ist schwer wie jetzt immer. Ich habe lange das Bild von Dir angesehen, wo Du in der Kirche Besuchern etwas erzählst. Du hast die Hände gefaltet, so hast Du oft gestanden, wenn Du Dich konzentriertest. Auch wenn Du im Gottesdienst gebetet hast. Wenn ich einmal keinen Orgeldienst hatte und unten sitzen konnte, habe ich Dich während des Gebetes stets angesehen und viele gute Gedanken zu Dir geschickt.

Nun: Nie mehr Du! Bis an mein Ende werde ich nur ein halber Mensch sein, aber dieser halbe Mensch muß essen, trinken, muß den Alltag mit allen Problemen bestehen, muß sich irgendwie zurechtfinden. Ab und zu blitzt es in mir auf: Du mußt ihn loslassen! Aber sogleich das starke Gefühl: Du mußt ihn halten, sonst schaffst Du gar nichts! Entspringt meine Trauer um Dich, diese Sehnsucht nach Dir – entspringt beides nur einer großen Selbstsucht? ICH brauche Dich – also lasse ich Dich nicht?

Wenn wahr ist, was Du geglaubt hast und was auch ich, wenn auch nur zaghaft, zu glauben versuche – wenn es wahr ist, dann bist Du bei Deinem Herrn Jesus Christus, dann bist Du erlöst und aufgehoben in seiner Liebe. Dann habe ich eigentlich kein Recht, traurig zu sein, dann müßte ich beinahe fröhlich sein: Du bist da, worauf Du bewußt jeden Tag Deines Lebens zugegangen bist, Du bist auf der anderen Seite, Du lebst in einer anderen Dimension – was sollen da meine Tränen? Ich tue mir leid, weil Du nicht mehr um mich sein kannst. ICH klage und weine und jammere nach Dir, DU hingegen: Vermißt Du mich auch? Oder schaust Du mich von drüben mit Deinen lieben Augen an und flüsterst mir zu: Wir kommen wieder zusammen, anders, als es gewesen ist – nun sei tapfer und lebe Deine Lebenszeit in der Gewißheit, daß der Tod nicht das Ende, sondern nur ein Übergang ist! Ist es so? Ach Christof, dann schenke mir die Kraft, daß ich das Unabänderliche annehmen kann, noch habe ich diese Kraft nicht, noch schreie ich stumm nach Dir und hadere mit Gott.

Dein Grab ist ein Erdhügel, noch immer nicht bepflanzt, aber geschmückt mit der blühenden Schale und mit einem Flieder- und Tulpenstrauß. Ich habe ganz ruhig hier gestanden, habe noch mit dem Gärtner verhandelt, habe mich auf der Heimfahrt mit Ute unterhalten, alles normal, gut funktionierend. Und habe dabei gedacht: Vielleicht lerne ich mit der Zeit, wie ein halber Mensch lebt?

Übrigens: In der Kirche war Gottesdienst, wir hörten die Orgel. Und da erinnerte ich mich eines Gottesdienstes hier vor vielen Jahren. Du standest auf der Kanzel und predigtest, und im schönsten halleschen Dialekt sagtest Du: Ebend! Ich, vorn auf der ersten Bank, zuckte zusammen, ich ertrug diese Sprachschluderei so schlecht. Du sahst das natürlich, stütztest Dich auf die Brüstung, beugtest Dich zu mir herab und sagtest laut und deutlich zweimal hintereinander: Ebend! Ich sah zu Dir auf, ich lachte, Du lachtest, und die Gemeinde verstand wieder einmal gar nichts.

Die Gemeinde hat oft nicht verstanden, wie wir aufeinander eingespielt waren, wie einer ohne den anderen nichts galt, halb nur – wie jetzt eben ich. Aber die Gemeinde hat gespürt, daß wir eine

Einheit bildeten, das hat die Gemeinde mit Freuden akzeptiert. Daß wir auch einige Neider und Feinde hatten, gehörte dazu. Wir redeten keinem nach dem Mund, und kleine Geister haben uns das nie verziehen.

So gegen Morgen habe ich daran gedacht, daß Du eigentlich nicht nur mein Mann, sondern zugleich auch mein Engel gewesen bist. Ich habe Dich oft so genannt, erinnerst Du Dich? Weil ich stets das Gefühl hatte, daß uns Gott regelrecht aufeinander zugeschoben hat. Er hat uns diese tiefe Liebe ins Herz gelegt, eine Liebe, die den anderen voll bejahte und trug. So eine Liebe kann nur von Gott kommen.

Ich habe auch an M. gedacht, an die Ehe mit ihm, an dieses Nebeneinanderherleben, an dieses Einanderfremdwerden im Laufe der Jahre. Mit 17 Jahren soll man keine Ehe eingehen, nicht einmal Kriegszeiten rechtfertigen das. Ich bereue heute, daß mir sein Tod damals so wenig nahe gegangen ist, daß ich mich fast befreit gefühlt habe, weil eine Bindung gelöst war, unter der ich in den letzten Jahren gelitten hatte. Rückwirkend erscheint mir dieses Gefühl fast als Sünde. Ich weiß heute auch, daß ich M. nicht gerecht geworden bin, so wenig, wie er mir gerecht geworden ist. Da gilt kein gegenseitiges Aufrechnen, da gilt nur die Einsicht, schuldig geworden zu sein, und es gilt – vielleicht – die Bitte um Vergebung.

Immer mehr empfinde ich die Ehe mit Dir als meine wahre Ehe. Sie ist auch mit Deinem Tod nicht zu Ende. Du bist und bleibst mein Mann, mit dem ich rede, an den ich denke, den ich liebe.

Heute ein Anruf von einer mir fremden Frau. Sie dankt für die Hilfe, die sie durch meine Bücher erfahren hat. Das hat mir gutgetan. Aber wie weit habe ich mich von allem, was ich geschrieben habe, entfernt! Du warst immer mein erster Lektor, Du hast geholfen und geraten und die Enttäuschungen mitgetragen. Jetzt wäre ich auch in dieser Arbeit allein, und dazu fehlt mir die Kraft.

Als ich vorhin 6 Tomatenpflanzen aus der Gärtnerei geholt habe, standen an der Ecke ein paar Männer und schwatzten. Ich grüßte und dachte: Warum sie – und nicht Du?

Als ich die Tomatenpflanzen eingepflanzt hatte, dachte ich: Für wen eigentlich? Er ist ja nicht mehr da!

Und als ich die Blumenpflanzen gegossen habe, fragte ich mich erschrocken, woher nur das Interesse an Blumen käme? Blumen für mich selbst? Weil Du mir keine Blumen mehr schenken kannst? Wie oft bist Du mit einer einzelnen Rose zu mir gekommen – für Dich, hast Du gesagt, Rose zu Rose, verstehst Du? Ich habe Dich geküßt und die Rose auf meinen kleinen Schreibtisch gestellt – jetzt steht Dein letzter Strauß getrocknet auf dem Bücherschrank, ich gebe ihn nicht her, noch einen Strauß kann mir mein Mann nicht mehr schenken.

Heute habe ich mich in unseren kleinen Garten gesetzt, es ist windstill und sonnig, mit Dir hier zu sitzen wäre der Himmel auf Erden! Jetzt muß ich mich mit den Vögeln begnügen und mit den Miezen.

Es ist schön hier. Vielerlei Grün, das Rot und Gelb und Lila der verblühenden Tulpen und das Weiß der Narzissen. Wenn Du es doch sehen könntest! Ich habe jetzt ein Buch gelesen, »Tote sterben nicht«, da geht es um die Erfahrungen, die Sterbende und aus dem Koma Zurückgekehrte gemacht haben. Ich weiß nicht, was ich davon halten soll, die meisten der Befragten erzählten von einem Garten mit unglaublichen Farben. Bist Du in einem solchen Garten? Oder bist Du bei mir?

Und nun, trotz aller Traurigkeit, auch etwas zum Schmunzeln, Du jedenfalls würdest schmunzeln und sagen: Meine Liebste wird niemals klug!

Recht hast Du. Also: Während ich es mir im Garten wohl sein lasse, kommt Moritz. Ich bin froh, daß er bei mir ist, aber er kommt noch nicht zur Ruhe. Mit Mühe zwängt er sich durch den Maschenzaun und sielt sich im Dreck auf dem Dreckhaufen. Erst denke ich: Soll er seinen Spaß haben! Aber als ich merke, daß er einzuschlafen droht, paßt es mir nicht mehr. Ich rufe – nichts. Ich steige über Brennesseln und will ihn greifen – da huscht er in unseren Garten zurück und setzt sich ins Gras. Kaum daß ich zurückkehre, haut er erneut ab und verkriecht sich noch tiefer im Gestrüpp. Meine nächste Expedition endet wieder mit einem Mißerfolg. Da gebe ich es auf und gehe ins Haus, und siehe – nach einer Weile stakst der Herr langsam heran, setzt sich vor die Haustür und läßt sich fein auf den Arm nehmen. Frißt, liegt jetzt im Bett und schläft …

… und ich ärgere mich über mich und lache über mich, sag, hast Du ihm den entscheidenden Stoß gegeben, daß er von selbst heimkam?

So ist es schon: Alles Gute, was mir widerfährt, kommt von meinem Engel. Von Dir! Wenn das nicht wahr ist, so ist es doch eine tröstliche Vorstellung!

Heute nacht gewitterte es wieder, ich konnte nicht schlafen, also habe ich gedacht. Ja, ich sehe Dein Lächeln, das erschien immer auf Deinem lieben Gesicht, wenn ich sagte: Ich habe gedacht! Also: Ich dachte, daß nun die schwerste Wegstrecke vor mir liegt: das Alter allein und in Einsamkeit zu bestehen. Ohne Deinen Beistand schaffe ich das nicht. Denn wie behilft man sich allein, wenn der liebste Mensch nicht mehr lebt? Ich weiß es nicht. Vorerst helfen mir nur die Alltagsdinge.

Ich habe wieder ein paar Minuten im Garten gesessen. Auch hier umgibt mich überall Deine Fürsorge – der Hang ist befestigt, der Zaun ist in Ordnung, der Komposthaufen abgegrenzt, sogar für das kleine Messer hast Du eine Halterung an der Esche angebracht.

Wenn ich unserem Leben nachsinne, kommen mir eigentlich nur wenige große Ereignisse in den Sinn. Aber dieses tägliche liebevolle Zusammenleben hat uns getragen und gehalten, es brauchte so wenige Worte zwischen uns, wir waren im Grunde eins. Und nun bin ich halb, und Du bist auf der anderen Seite und bist es auch. Kein schöner Zustand!

Gestern konnte ich nicht mit Dir sprechen, ich konnte nur an Dich denken. Unsere Freunde aus Berlin waren da, es war schön und anstrengend. Dazu schlimme Wärme über 30 Grad.

Früh mußte ich zur Kaufhalle, wie immer zu früh. Als ich dort wartete, habe ich mich erinnert, wie wir hier mit unseren Sammelbüchsen gestanden haben, zweimal im Jahr, ich meist am Vormittag, Du am Nachmittag. Außer uns sammelte kaum jemand. Aber wir haben gestanden und Gespräche geführt, Klagen angehört und Anteil genommen. Als Du dann im Ruhestand warst, hörte das Sammeln auf, und nun denkt niemand mehr daran.

Weißt Du, es gibt Augenblicke, da bin ich nicht nur traurig, sondern regelrecht wütend. Da komme ich mir betrogen vor – wir planen und schaffen und freuen uns über diese schöne Alterswohnung ... und nun bin ich allein! Nein, das ist nicht fair!

Gestern rief A. an und fragte, wie es so ginge. Da mußte ich gleich wieder weinen. Nur keine Ansprache, kein Mitleid im Ton, die Beherrschung ist sogleich dahin.

Auf eigenartige Weise bin ich müde. Der alte Schwung fehlt, alles wird pflichtgemäß, nicht aus Freude getan. Ich glaube, das spüren sogar die Tiere. Timo und Krümel liegen nachts ganz dicht bei mir, als wollten sie mich trösten, und Moritz braucht meine Nähe mittags und abends beim Fernsehen. Sie lassen mich nicht allein. Oder schickst Du sie mir? Zuzutrauen wäre es Dir!

Heute früh habe ich gemerkt, daß meine Armbanduhr eine neue Batterie braucht. Wärst Du noch am Leben, hättest Du sie mir gleich heute in Halle besorgt. Nun muß ich selbst nach Halle fahren. Inzwischen habe ich mir Deine Armbanduhr umgebunden, sie lag bisher auf dem Regal, wo Du sie an Deinem letzten Abend hingelegt hast. Jetzt ist sie an meinem Arm, und wenn ich sie ansehe, denke ich an Dich, ich werde sie fortan immer tragen, dann habe ich wieder etwas von Dir bei mir. Und ein Hemd von Dir habe ich mir passend gemacht, ich brauchte nur ein Gummiband einzuziehen. So habe ich gleich noch etwas von Dir an mir.

Eben habe ich eine Weile im Pfarrhof gesessen, ich wollte Moritz holen, aber er fing noch begeistert Schmetterlinge, da ließ ich ihm seinen Spaß. Ich habe geschaut und geschaut. Im Garten kann man das Gras nicht mehr mit dem Mäher mähen, im Hof kaum noch. Die Rosenhecke am Taubenturm müßte verschnitten werden, die Bänke sind nicht aufgestellt worden, der Schuppen ist schon fast bis zur Ofenplatte eingefallen. Wie haben wir uns jeden Sommer geplagt, damit alles schön und gepflegt aussah – nun sind keine liebenden Hände mehr da, die Ordnung und Schönheit schaffen. Die Natur nimmt sich alles zurück, das hat natürlich auch seinen Reiz.

Das ist heute ein rechter Regentag. Moritz ist zweimal klitschnaß heimgekommen. Jetzt liegt er auf Deinem Bett und schläft.

Nachher kommt jemand vom Saalkreis, noch weiß ich nicht, was man von mir will. Sonst wird heute nicht viel geschehen.

Heute habe ich zu tun. Ich soll zwei Seiten über mich schreiben. Du weißt, daß ich so etwas nicht gern tue. Aber dabei kann ich erkennen, ob ich überhaupt noch in der Lage bin, etwas Vernünftiges zu Papier zu bringen.

Hier die beiden letzten Abschnitte:

»Im Februar 1997 sind wir aus unserem schönen, alten Pfarrhaus in Beesenstedt ausgezogen. Die Hangseite des Hauses bricht auseinander, das Wohnen wurde allmählich recht gefährlich, niemand konnte und kann voraussagen, wie lange die Wand noch halten wird. Ich hoffe sehr, daß das Haus erhalten bleiben kann, trotz der sehr hohen Kosten, die eine Reparatur verschlingen wird. Wir sind ganz in die Nähe in ein altes, sehr schön renoviertes Haus gezogen – doch Ende März 1997 ist mein Mann nachts im Schlaf an einem Herzinfarkt gestorben.

Nun muß ich die schwerste Aufgabe in meinem Leben bewältigen: diesen Tod, gegen den ich ständig aufbegehre, letztlich anzunehmen und das Alleinsein im Alter, dem oftmals gerade die Frauen unterworfen sind, zu ertragen und – trotz allen Leides – lebenswert zu gestalten; eine Aufgabe, der ich mich kaum gewachsen fühle und der ich doch nicht ausweichen darf. Möglich, daß sich mein letztes Buch, das ich vielleicht noch schreiben werde, mit diesem Thema beschäftigt – und wenn es dann zu einer Lebenshilfe für andere werden könnte, wäre der Kummer, der mein Leben nun prägt und weiterhin prägen wird, nicht ganz umsonst gewesen.«

Ich habe Deine Predigt zu Mutters Beerdigung gefunden. Auch da waren wir in der Trothaer Kirche, aber außer uns und den Kindern war kaum jemand da – alle vorher weggestorben. Die Predigt hast Du eigentlich für mich gehalten, ich habe sie jetzt auf meinen Nachttisch gelegt und werde sie heute abend lesen und sicher wieder weinen …

Alles vorbei. Gut, daß ich Deine Predigt habe, da bist Du wieder ganz dicht bei mir. Du hast mir bei Mutters Pflege so lieb und geduldig geholfen, ohne Dich hätte ich diese vielen Monate nicht durchgestanden. Immer Du!

Als ich gestern Deine Predigt zu Mutters Beerdigung las, fiel mir ein, daß Du mich in dem Umzugdurcheinander gefragt hast, ob Du Deine Predigten verbrennen solltest – und ich, die ich gerade Manuskripte und Briefwechsel verbrannte, sagte ziemlich gedankenlos: Ja, verbrenne sie nur!

Ich könnte mich jetzt ohrfeigen deswegen! Welch ein Geschenk, wenn ich in Deinen Predigten lesen könnte! Nicht nachgedacht, vor allem nicht an Deinen Tod gedacht, mit keinem Gedanken! Das verzeihe ich mir nicht, aber es ist, wie so vieles andere, nicht mehr zu ändern.

Zwei Sätze hast Du in Mutters Beerdigungspredigt geschrieben, die mich tief bewegt haben. Einmal erwähnst Du meine Josefslegende, in der Josef zu Benjamin sagt: Das wahre Unglück ist, ohne Hoffnung zu sein und allein!

Das habe ich vor vielen Jahren geschrieben, nun trifft es auf mich zu – oder doch nicht? Bin ich ohne Hoffnung, Dich jemals wiederzusehen? Und bin ich allein?

Ich hoffe inbrünstig, daß wir uns in der anderen Welt, wie auch immer, wiederfinden. Von dieser Hoffnung will und kann ich nicht lassen. Und allein? Ja, allein bin ich, Du bist nicht mehr da, andere Menschen sind zwar da, aber der wichtigste ist gegangen. Und dennoch: Ich bin auch wieder nicht allein, weil ich Dich bei und in mir festhalte, in meinen Gedanken, in meiner Liebe, in meiner Sehnsucht.

Der zweite Satz ist ganz Dein Satz! Da sagst Du: Ich persönlich glaube – ich weiß –, daß Sarg und Tod nicht das letzte sind! Und Du fährst fort: Wir sehen hier das Kreuz des Todes Jesu am Karfreitag, wir werden gleich das Osterkreuz sehen, das auch über den Toten dieses Friedhofes steht. Beide Kreuze halten die wohl kürzeste Predigt über Tod und Auferstehung.

Du glaubst, Du weißt, daß Sarg und Tod nicht das letzte sind! Wie tröstlich, dies wieder und wieder von Dir zu lesen. Ich sehe Dich dort am Altar stehen – ich sehe Deinen Sarg am Altar stehen – und ich bin hilflos im Schmerz. Aber tief in mir ist da ein Gefühl, das ich nicht beschreiben kann, ein Gefühl von Frieden und Sicherheit: Du bist nur vorausgegangen, ich komme nach, und dann sind wir wieder beisammen, es ist nichts endgültig zu Ende!

Vor 2 Monaten bist Du von mir gegangen!

Ich habe gestern lange in dem Buch von Küng »Ewiges Leben« gelesen, vor allem die Kapitel über Tod und Sterben. Da steht zusammenfassend:

»Wenn Gott der Herr über Tod und Leben, Leben und Tod bleibt, dann kann der Mensch auch eine neue Freiheit in diesem leidvollen Leben gewinnen:

... Befreiung zu einer neuen Freiheit zwar nicht VOM Leid, aber IM Leid; jene Freiheit des glaubenden Menschen, der sich in aller Angst vor dem Schmerz nie erdrücken läßt, bei allen Zweifeln an sich und der Welt auch im Sterben nicht verzweifelt.«

Und anderswo schreibt er: »Wenn ein Mensch nicht sinnlos in ein Nichts hineinstirbt, sondern in eine allerletzte-allererste Wirklichkeit hinein, wenn also sein Sterben nicht nur absurder Abgang und Untergang ist, sondern Eingang und Heimgang, dann entfällt letztlich die große Angst vor dem Tod.«

Wie bist Du gestorben? Hast Du im Verlöschen Deines Bewußtseins gespürt, daß Du sterben wirst? Hast Du mich deshalb mit letzter Kraft geweckt – mehr Kraft blieb Dir nicht?

Vor 2 Monaten. Oft habe ich das Gefühl, als ob ich den Schock nie überwinden werde. Dieser brutale Tod, und dann liegst Du da, und ich küsse Dich, aber Du spürst nichts mehr, fort – wie unendlich gern würde ich Dich wachgeküßt haben ...

Ich habe eben eine Kerze angezündet. Eine Kerze für Dich und für mich. Möge ihr zarter, warmer Schein Dich irgendwo finden und mich trösten.

Und da klingelt es, und Frau Winkler kommt mit einem »Wintertagebuch« und will eine Signatur, für eine Frau aus Wittstock, die mich so verehrt und alle meine Bücher hat. Eine winzige Freude – nicht alles umsonst …

Ich habe Angst vor morgen, wenn die beiden Ingen da sind. Da wird alles wieder in mir aufgewühlt, die scheinbare Ruhe zerbricht wie Glas. Zuweilen habe ich auch das bedrückende Gefühl, daß Du mir entgleitest. Daß Du weit fort bist und gleichzeitig nah. Im Grunde ist mein Leben ausgesprochen schizophren. Wie hält man das aus?

An Deinen Bildern blühen Kornblumen und Margeriten, das einzige, was der Garten jetzt hergibt.

Immer, wenn ich die Treppe hinuntergehe, sehe ich an der Wand das Kalenderblatt vom Mai: unseren schönen Pfarrhof am Abend, alle Fenster im Haus sind erleuchtet, nur das Schlafzimmerfenster nicht, ich lag ja schon im Bett, während Du mit dem Fotografen unten warst. Ein Bild wie aus einem Märchen: Es waren einmal ein Mann und eine Frau, die lebten glücklich in einem alten Haus. Sie hatten sich sehr lieb, und das Haus hatten sie auch lieb, aber das Haus hatte eine kaputte Wand, und deshalb mußten sie ausziehen und sich eine andere Wohnung suchen, ganz in der Nähe, so konnten sie das alte Haus täglich sehen. Sie sahen seine Wunden und Gebrechen, und sie waren traurig, weil sie nicht helfen konnten. Vor allem der Mann war traurig, so sehr, daß er darüber starb – ist es so gewesen, Liebster? Hat das Haus und alles, was mit ihm zusammenhängt, Dich kaputtgemacht?

Und weiter in der Geschichte: Die Frau steht jeden Tag im großen Pfarrhof und schaut und weint und sieht die Wunden und ist selbst so wund. Und dann rennt sie heim in die neue Wohnung und betrachtet das Bild aus der Vergangenheit und denkt: Wo ist all das Leben hin, das hier gelebt worden ist? Der Wind hat es davongetragen, hinauf in den Himmel, hinauf zu den Sternen, was bleibt, ist nur der Schatten des Gewesenen. Und ob der Schatten je wieder zum Leben erwacht, steht allein bei Gott.

Nein, ich will mich nicht hängenlassen, weil ich weiß, daß Du dies nicht möchtest. Und ich will Trost finden bei dem Wort des Hieronymus: »Wir wollen nicht trauern, daß wir sie verloren haben, sondern dankbar sein dafür, daß wir sie gehabt haben, ja, auch jetzt noch besitzen! Denn wer heimkommt zum Herrn, bleibt in der Gemeinschaft der Gottesfamilie …«

Gestern habe ich nicht mit Dir sprechen können. Die beiden Ingen und Fritz-Peter waren da, das Zusammensein mit ihnen hat mir gutgetan. Die große Inge weiß sehr um das Leid, sie hat ja Ähnliches erfahren. Sie sagt, ich solle weinen und den Kummer um Dich nicht verbergen, sie sagt aber auch, daß sich dieser Kummer und dieses Leid mit der Zeit wandeln werden, daß am Ende dieser scharfe, bohrende Schmerz vergeht und man mit einem stilleren Schmerz weiterlebt. Ob es bei mir so sein wird? Noch weiß ich es nicht.

Die große Inge hat alle Deine feinen Sprüche mit Vergnügen gelesen und spontan gesagt: Nun bringt er die Engel zum Lachen! Und ich spontan darauf: Aber mich nicht mehr! Da hat sie mich in den Arm genommen und gedrückt, und ich habe wieder geweint.

Oft, sehr oft gehe ich in den 26 Jahren unserer Zweisamkeit spazieren, es sind auch gerade Kleinigkeiten, an die ich mich erinnere. So sehe ich Dich die schwere Karre hinten zur Gruft schieben – heute kämst Du nicht mehr hin, Gras und wilder Kerbel stehen meterhoch, dazwischen die Margeriten. Und ich sehe Dich in Deiner Werkstatt, was hast Du dort gearbeitet! Ich höre die Kreissäge, die Schleifmaschine – immer bist Du tätig gewesen. Aber Du konntest auch genußvoll auf der Couch liegen und hinüberschauen zur großen Linde, die Vögel beobachten und die Wolken, manchmal habe ich mich dazugesetzt und für den Basar gestrickt. Nach jedem Basartag saßest Du im Amtszimmer an Deinem Schreibtisch und zähltest die Einnahmen – Deine Freude war jedesmal groß, und unser Stolz ebenso.

Kleine Erinnerungssplitter, kleine Lichtblicke, wie das Streicheln Deiner Hand, Du bist so zärtlich gewesen, das hat wohlgetan. Jetzt tut es weh, weil alle Zärtlichkeit dahin ist …

Und wieder ein neuer Tag. Wie es aussieht, wird er warm und sonnig. Nachts war es kalt, unter 0 Grad. Die Gärtner jammern, mich stört es nicht mehr. Was an Blumen wächst, ist gut, sonst brauche ich nichts.

Ich habe wieder eine Kerze für Dich angezündet. Ein Licht über die Grenze hinweg. Früher haben wir Kerzen in die Fenster gestellt, um die Kinder über die böse Grenze hinweg zu grüßen. Heute grüße ich über die unsichtbare und nicht überschreitbare Grenze hinweg – es sei denn, man verläßt dieses Leben und wird von Euch da drüben aufgefangen. Eine tröstliche Vorstellung!

Weißt Du, was ich eben gemacht habe? Ich habe in einem Deiner Schränke gekramt und einen Hefter mit Christvesperordnungen gefunden, und dabei eine Deiner Weihnachtspredigten. Ich habe sie überflogen und weiß, daß ich sie am Heiligen Abend – vor dem ich mich jetzt schon fürchte! – lesen werde. Schon heute war es wie ein Streicheln Deiner Hand!

Gestern am frühen Nachmittag hat Gert zwei Fuhren Muttererde gebracht, allerdings voller Wurzeln und Steine. Wir drei Frauen haben die Erde breitgezogen. Heute noch eine Fuhre, dann wird Samen gekauft und Rasen gesät.

Ich habe Gert und seine Frau beobachtet, voller Freude und voller Neid. Sie passen zusammen, und sie meistern das Leben auf ihre Art. Ich bin froh, sie in der Nähe zu haben.

Als ich vorhin drüben die Katzen fütterte, dachte ich wieder an die große Inge. Sie hat hier sehr aufmerksam nach Dir Ausschau gehalten, dabei fiel ihr Blick auf das Steinmännchen, das Du auf den Balken über Deiner Werkstatt gestellt hast. Wieviel Heiterkeit Du ausgestrahlt hast, meinte sie, auch wieviel Lebensfreude …

Ich weiß: Ich bin die Depressivere von uns beiden gewesen, und nun habe ich einen harten Kampf gegen jegliche Art von Depression zu führen.

Ich habe heute einen evangelischen Gottesdienst im Radio gehört, da ist erneut die Sehnsucht in mir aufgebrochen, Dich am Altar stehen zu sehen! Du hast so gute Predigten gehalten, so ehrliche Predigten, Du hast Deine Zweifel nie verdrängt, auch nicht Deine Hilflosigkeit, gerade das hat Dich so glaubhaft gemacht. Jeder hat Dich verstanden, erst recht ich. Deine große Ehrlichkeit, auch Deine Sehnsucht nach dem unbedingten Glauben, ich denke, sie hat sich nun erfüllt. Ich jedoch stehe hilflos vor der Wand, die mich von Dir trennt, ich glaube und glaube nicht, ich hoffe und bin doch zutiefst verzagt, ich möchte fliehen und weiß nicht, wohin.

Die Nacht war nicht gut. Viel gedacht, viel geweint, die Tiere aber sind bei mir gewesen, und mitten in aller Todessehnsucht der Gedanke: Ich kann erst gehen, wenn ich sie im Garten begraben habe! Ich kann mich nicht so davonstehlen, wie Du es getan hast.

Das ist kein Vorwurf, nur eine nüchterne Feststellung; alles ich – und alles allein.

Begreifst Du, wie verzagt mich das macht? Ich kann nicht mehr bitten: Christof hilf! Ich muß alles selbst tun. Das ist verflucht schwer.

Nachmittag. Ich habe eine Stunde im Garten gesessen und zum Grund gesehen. Als wir beide hier saßen, waren die Bäume noch kahl. Jetzt haben sie alle ihre grünen Kleider angezogen. Eine große Ruhe geht von der Natur aus, ein Stillewerden. Der Schmerz läßt nicht nach, er tut nur plötzlich nicht mehr so weh.

Gestern habe ich mit unserer Botanikerin draußen gesessen. Sie hat Vertrauen zu mir und teilt mir ihre Sorgen mit: Mobbing im Beruf, kein rechtes Zuhausesein in ihrem Leben. Ich höre sie an und versuche zu raten, dabei bin ich selbst so grenzenlos ratlos.

Dies aber ist mir während des Gesprächs bewußt geworden: Ich bin um vieles reicher an Leid und an Schmerz als dieses Menschenkind, vor allem aber unendlich viel reicher an Glück, an gewesenem Glück und an Liebe, an bleibender Liebe. Du bist immer um mich, Du hilfst mir durch den Tag, und wenn ich weine, bist Du auch da und tröstest mich.

Vorhin kam eine Karte aus Radolfzell. Sie bedanken sich für den Tag hier. Fritz-Peter hat da einen seltsamen Satz geschrieben: Ich staune, wie Du Dich in Dein neues Leben einarbeitest! Wie meint er das? Findet er es positiv, daß ich nicht immerzu jammre, mich nicht in Selbstmitleid verliere? Oder vermißt er das?

Ich weiß es nicht. Ich weiß nur, daß ich randvoll mit Trauer angefüllt bin, daß es Stunden gibt, in denen ich Dich so brennend vermisse, daß ich nicht weiterleben möchte, und daß Stunden kommen, in denen ich beinahe friedlich gestimmt bin. Ein ewiges Auf und Ab – aber da hat er recht: Es ist harte Arbeit, die da von mir verlangt wird, und dabei bin ich eigentlich sterbensmüde ...

Gestern habe ich nicht geschrieben. Inge G. war da, dann brauchten mich die Tiere. Sie hat gestern eine Frage gestellt, die mich seither sehr bewegt. Sie fragte, ob Ihr da auf der anderen Seite auch so leidet wie wir hier, weil wir nicht mehr zusammen sind. Und ob mein Leid Dich bekümmert und Dir die Ruhe nimmt?

Ist es so?

Ich will Dich nicht traurig machen. Aber ich kann die Traurigkeit in mir nicht abschütteln wie einen lästigen Mantel.

Moritz hat stundenlang mit mir gespielt, aber dann habe ich ihn doch erwischt. Nun schläft er friedlich. Ich habe mir einen Rock genäht, den anderen Blaudruckstoff gewaschen und gebügelt, jetzt bin ich müde.

Ich funktioniere heute ganz gut. Bin beinahe ausgeglichen. Aber das ist alles nur die Oberfläche. Innen ist tiefe Nacht.

Entgleitest Du mir? Ich habe gestern nicht einmal geweint! Darüber bin ich abends erschrocken. Ich habe ganz intensiv an Dich gedacht, an Deine tröstliche Gegenwart, an das Behütetsein durch Dich und bei Dir. Da kam die Trauer wieder hoch – aber keine Tränen!

Am besten geht es mir morgens. Da habe ich zu tun, da gibt es keine Zeit zum Grübeln. Vormittags hattest Du auch immer zu tun, wir waren selten beisammen. Aber die Nachmittage, vor allem die Abende, sind nur schwer zu ertragen. Nach wie vor fliehe ich schon vor 20 Uhr ins Bett. Und hier fehlt mir Deine Gegenwart erst recht.

Du müßtest Deinen Schreibtisch sehen können! Blumengeschmückt! Rosen, Margeriten und roter Mohn ...

Da ist mir ein Gedicht geschickt worden, ich weiß nicht mehr von wem:

Dein Name bleibt,
mit meinem Herzen
schreib ich in den Sand:
Dein Name bleibt!
Auch wenn die Winde
tausend Tänze tanzen
und wilder Wirbel
zu zerstören droht,
was nicht in mir zerstörbar ist:
Dein Name bleibt!
Auch wenns im Muschelgang
des Herzens flüsternd raunt:
warum?
auch wenn das Silberrad des Lebens
wie ungefragt
und selbstverständlich weiterläuft –
Du lebst in meinen Träumen fort,
ganz wie ein Blütenbaum
voll duftender Erinnerung.
Denn Du warst gestern,
Du wirst morgen sein!
Dein Name bleibt
in mir die Atemwunde,
weil ich in mir
Dich nicht vergessen kann ...
Worte, Worte ...

Das Wetter schlägt um. Möglich, daß es heute ein Gewitter gibt. Schwülwarm, auch Wolken am Himmel. Der Regen ist dringend nötig.

Ich lese jetzt abends viel über den Tod und über das Sterben. Bärbel hat mir ein Buch der Kübler-Ross mitgebracht, vieles ist mir fremd, aber erstaunlich sind die Untersuchungen schon. Und während meine Knie schmerzten, habe ich an Dein Sterben gedacht, so jäh und plötzlich, daß ich's nicht begriffen habe. Statt bei Dir zu sitzen, bin ich immer wieder mal auf die Straße gerannt, um nach der Ärztin zu sehen. Wenn ich wieder zu Dir kam, lagst Du stets ruhig und völlig entspannt auf dem Rücken, kein schmerzverzerrtes Gesicht, ein friedliches Gesicht, ein stilles Gesicht. Die Augen waren geschlossen, auch Dein Mund war geschlossen, da habe ich zuweilen gedacht, Du seist gar nicht tot. Später hab ich's gedacht, denn in jener Nacht bin ich selbst wie tot gewesen. Nun schreibt die Kübler-Ross, daß man Tote nicht beweinen soll, weil es ihnen gut geht und sie sich in der anderen Welt wohlfühlen. Und man soll keine Angst vor dem Tod haben, sondern sich auf ihn freuen.

Das klingt tröstlich, aber die Skepsis überwiegt. Bist Du jetzt mein Schutzengel? Ich möchte es wissen, und ich möchte und will es glauben!

Fußpflege, Wirtschaft, geschrieben. Die Geschichte: Die Frau und der Tod. Frage: Bewältige ich die Trauer, indem ich mir vorstelle, daß Du in mir bist? Wo soll ich Dich sonst suchen? Ich brauche Dich. Und die Vorstellung, daß du in mir bist, hilft mir!

* * *

Die Frau und der Tod

Es waren einmal ein Mann und eine Frau, die liebten einander über alle Maßen. Sie waren nur glücklich, wenn sie beisammen sein konnten, und sie zählten die Stunden, in denen jeder der eigenen Arbeit nachgehen und sie sich trennen mußten. Jeden Morgen, wenn sie beim Frühstück saßen, sahen sie einander liebevoll an und lächelten sich zu, und sie küßten und umarmten sich, wann immer es ihnen in den Sinn kam, und abends, wenn sie in den Betten lagen, hielten sie sich an den Händen und sagten wohl schon einmal: Wie gut, daß wir einander haben, mehr braucht es im Leben nicht!

Aber eines Nachts starb der Mann sehr plötzlich. Die Frau saß an seinem Bett, und sie begriff nicht, was da geschehen war, tot, dachte sie, das ist doch nicht möglich, und wie soll es nun mit mir weitergehen?

Sie konnte nicht weinen, sie konnte nicht klagen, sie funktionierte wie eine Maschine, und sie begriff nicht, daß ihr Mann da in der Erde liegen sollte, im tiefen Dunkel, er, der die Sonne so geliebt hatte. Sicher war das alles nur ein schlimmer Irrtum, und wenn sie sich jetzt aufmachte, würde sie den Liebsten vielleicht, ach vielleicht, irgendwo finden.

So begann sie, den geliebten Mann zu suchen. Sie lief durch die Stadt, überall dorthin, wo sie zusammen gewesen waren.

Aber sie fand ihn nicht.

Danach begann sie, im Haus und draußen im Garten nach ihm zu schauen. Aber sie fand ihn nicht.

Nirgends entdeckte sie eine Spur von ihm, nur seine Sachen, die er zuletzt getragen hatte, lagen auf dem Stuhl im Schlafzimmer, die Brille lag auf dem Nachttisch, und die Hausschuhe standen unter dem Bett.

Eines Tages, als sie schon ganz ohne Hoffnung war und die Traurigkeit schwer auf ihr lastete, ging sie hinab zum Fluß. Dort waren sie oft spazierengegangen, hatten auf einer Bank gesessen und dem Gesang der Vögel gelauscht, die in den hohen Bäumen nisteten. Hier, so hoffte sie inständig, würde sie ihn endlich treffen, und zusammen könnten sie heimgehen, und alles wäre nur ein böser Traum gewesen.

Aber so sehr sie auch schaute, sie fand den Liebsten nicht. Nur ein älterer Mann mit einem freundlichen Gesicht saß auf der Bank und fragte, was sie hier wolle.

Sie setzte sich und sagte: Ich suche meinen Mann, er ist nicht mehr da, doch er fehlt mir so sehr, ich kann ohne ihn nicht leben.

Hier findest du ihn nicht, antwortete der Mann.

Die Frau begehrte auf. Wer bist du, daß du das weißt?

Ich bin der Tod, antwortete der Mann ruhig und freundlich.

Die Frau starrte ihn an. Wenn du der Tod bist, rief sie endlich, so sage mir: Warum hast du ihn mir genommen?

Ich habe ihn geholt, antwortete der Tod, weil seine Zeit auf der Erde zu Ende war. Es mußte sein, ich hatte den Auftrag.

Von wem hattest du den Auftrag?

Von Gott, antwortete der Tod.

Dann, schrie die Frau, dann nimm mich auch mit dir! Vielleicht, daß ich meinen Liebsten bei dir wiederfinde!

Deine Zeit ist noch nicht gekommen, antwortete der Tod und war mit einem Mal verschwunden.

Da ging die Frau müde nach Hause, und sie überlegte, wie sie den Tod überlisten könnte, denn sie wollte endlich wieder bei ihrem Mann sein.

Sie öffnete den Medikamentenschrank und legte alle Schlaftabletten und alle Beruhigungstabletten, die sie finden konnte, vor sich auf den Tisch, und es war dies eine ganze Menge.

Wenn ich sie alle schlucke, dachte sie, muß der Tod mich mitnehmen, ob er nun einen Auftrag hat oder nicht!

Sie ging in die Küche, um sich ein Glas Wasser zu holen. Wie sie aber wieder ins Zimmer kam, saß da der Tod und sah sie kopfschüttelnd an. Er sammelte alle Tabletten ein, legte sie in die Schachteln zurück, verschloß die Schachteln – und verschwand.

Die Frau, die vor Kummer und Herzeleid nicht aus noch ein wußte, ging tags darauf in die Stadt. An einer Kreuzung, wo viele Straßenbahnen verkehrten, wollte sie sich vor eine Bahn werfen, dann, so hoffte sie, hätte alles Elend ein Ende. Sie sah die Bahn kommen, sie setzte schon ihren Fuß auf die Schienen, da stand der Tod neben ihr und hielt sie mit kräftiger Hand zurück. Und er sah sie wieder kopfschüttelnd an und war verschwunden.

Die Frau, müde und niedergeschlagen und tieftraurig, ging nach Hause, ging dort durch alle Zimmer, suchte ihren Mann, aber sie fand ihn nicht. Sie fand nur seine Sachen: die Hausschuhe, die Brille, das Hemd.

Ich kann und will ohne dich nicht leben, dachte sie, ich will zu dir! Irgendwie muß ich den Tod doch überlisten können! Ich werde nichts mehr essen und auch wenig trinken, vielleicht, daß der Tod dann Erbarmen mit mir hat und mich zu dir bringt!

Nachdem sie einige Tage gehungert hatte, fühlte sie sich so matt, daß ihr das Aufstehen schwerfiel und sie im Bett liegenblieb. Und eines Nachts – schlief sie oder wachte sie? – war ihr, als ob ihr Mann neben ihr stünde.

Wo kommst du her? flüsterte sie.

Ach, antwortete der Mann, ich komme von nirgends und nirgendwo, ich irre umher und warte darauf, daß ich einen warmen, fröhlichen Platz in deinem Herzen bekommen kann. Aber solange du nur dich selbst in deiner Trauer siehst, gibt es für mich keinen Raum.

Er sah sie mit seinen guten, liebevollen Augen lange an, sie wollte ihn fassen und halten, aber er löste sich in Nichts auf, ein Hauch, ein Wehen, ein Traum nur, vorüber ...

Da erschrak sie sehr. Und sie erkannte allmählich, daß sie in ihrer selbstsüchtigen Trauer den Liebsten zwar nicht vergessen, wohl aber beiseite gedrängt hatte. SIE hatte ihn verloren – daß ER sie auch verloren hatte, bedachte sie erst jetzt.

Sie streckte sich lang aus, schloß die Augen, spürte, wie sie ruhiger wurde. Und am anderen Tag aß sie wieder, und sie versuchte, sich im Alltag zurechtzufinden. Zwar mußte sie noch oft weinen, aber immer häufiger hatte sie das Gefühl, nicht mehr allein zu sein, sondern ihren Mann neben sich zu haben, unsichtbar, nicht unfühlbar. So lernte sie sehr mühsam, allein – und doch nicht allein – zu leben.

Viele Wochen später begegnete ihr wieder der Tod.

Nun, fragte er, hast du deinen Mann gefunden?

Sie nickte. Er lebt in mir, antwortete sie, und so kann ich warten, bis auch meine Zeit gekommen ist und du mich holst.

Da lächelte der Tod, grüßte sie und verschwand ...

* * *

Alle Katzendamen sind fort, vom Tierschutz zur Kastration geholt, auch das schwarze Katerchen. Der Fuchs ist nicht in die Falle gegangen, wir versuchen es mit ihm nächste Woche. Große Aufregung beim Katzenvolk! Aber nun kommt wenigstens kein Nachwuchs mehr. Moritz hat neugierig zugesehen, und ich habe das Gefühl gehabt, daß Du, mein unsichtbarer, aber gegenwärtiger Mann, auch geholfen hast.

Wenn ich mein Leben überschaue, finde ich Dich, als ich 44 Jahre alt bin, verheiratet, Mutter von 2 erwachsenen Söhnen und einem zwölfjährigen Sohn, der zu Dir in die Jungschar geht.

Ich erinnere mich, daß ich Dir anfangs auswich, instinktiv, ohne Dich zu kennen. Ich wollte mit Dir nichts zu tun haben, ich war nicht neugierig auf Dich, ich hatte mit mir und meinen Problemen genug zu tun. Meine Ehe war nicht glücklich, wir hatten uns auseinandergelebt, an Scheidung aber dachte ich nicht, eine Scheidung kam für mich nicht in Frage. Auch dann nicht, als wir beide um unsere gegenseitige Liebe wußten, sie war plötzlich da und erfüllte uns ganz, eine Liebe, die aus der Tiefe kam. Wir hatten beide das sichere Gefühl, füreinander bestimmt zu sein, auch wenn die Umstände ein gemeinsames Leben nicht erlaubten. Als M. gestorben war – wohl noch eine Folge seiner Kriegsverletzung –, war uns klar, daß wir heiraten würden, allen Widerständen und allem Gerede zum Trotz. Du nahmst Dir eine 7 Jahre ältere Frau mit 3 Söhnen, ich nahm mir einen um vieles jüngeren Mann und mit ihm einen Beruf, der mir völlig neu war: Pfarrfrau! Wir brauchten beide viel Mut, um uns innerhalb unserer Familien durchzusetzen, für unser gemeinsames Leben brauchten wir keinen Mut. Wir wußten, daß uns die Liebe tragen würde, mochte kommen, was wollte. Wenn ich auf den Altersunterschied hinwies, wischtest Du den Einwand fort mit den Worten: Ach, diese paar Monate! Und wenn Du meintest, daß Dein Beruf als Pastor mir zu schaffen machen würde, sagte ich: Du wirst sehen, ich packe es.

Ich habe es gepackt. Und die paar Monate haben uns nicht gestört. Ich habe Dich nun sogar überlebt, ich trage das schwerere Los. Dich weiß ich bei Deinem Herrn Jesus Christus und auch weiter bei mir, aber ich werde nur schwer mit dem Alleinsein fertig.

Heute rief Frau Z. an, sie wollte nur wissen, wie es mir geht. Da kamen gleich wieder die Tränen. Ich kann mich in solchen Augenblicken nie beherrschen, sonst schaffe ich es einigermaßen. Aber nach wie vor gehe ich über eine sehr dünne Eisdecke, das Einbrechen ist immer möglich.

Glaub mir, dieses Alleinleben ist schwer. Keinen Ansprechpartner haben, keinen Liebsten haben, keinen Fels mehr, an den ich mich klammern kann. Nur die Gedanken an Dich, die Sehnsucht nach Dir, das Wissen, weitermachen zu müssen, auch der Tiere wegen. Und doch so oft der Wunsch in mir, daß alles zu Ende sei wie bei Dir ...

Im Augenblick ist es ganz still im Haus. So schön hast Du alles für uns gemacht. Für UNS! Doch wo bist Du?

Es gibt aber auch Gutes zu berichten. Man brachte mir einige Hefte Deiner Trothaer Kirchengeschichte. Wie hättest Du Dich darüber gefreut! Dein Bild am Schluß, in Arbeitsklamotten, mit der alten Kirchenuhr, die Ihr abmontiert hattet! Ja, der Pastor Seidler war ein Handwerksmann, ein Handwerksmann und Prediger Gottes!

In der Nacht hat es tüchtig geregnet, ich brauche nicht zu gießen. Eine Arbeit weniger.

Ich fand in dem Brüderschaftsheft neben dem Nachruf für Dich auch ein Gedicht, das ich von nun an wohl oft bedenken werde:

Am Ende dieses langen Tages lege ich ab Bücher, Briefe
Akten, Schlüssel, Schuhe, Kleider und die Uhr.
Am Ende dieses langen Tages lege ich auf Dich Ängste,
Sorgen, Mühen, Leid, Trauer, Sehnsucht und meine Schuld.
Am Ende dieses langen Tages lege ich mich
ganz und gar
still und geborgen
mein guter Gott in deinen Schutz und Frieden.

Vielleicht macht es mich ruhiger und auch wieder ein wenig zuversichtlicher. Vielleicht ...

Aus dem Nachruf der Johannisbruderschaft, der Dir gilt, möchte ich nur einen Absatz zitieren. Da steht:

Mitte März 1993, nach seinem 60. Geburtstag, schrieb Christof Seidler: Wenn man 60 wird, ist irgendwann abzusehen, daß Schluß ist – zumindest erst einmal Schluß im Beruf. Das heißt, daß man sich auf seine vorletzte Heimat vorbereiten muß – die letzte kommt ohnehin, ohne unser Tun und Wollen. Die Strecke, auf die man zurückblickt, wird länger – diejenige, auf die man vorausschaut, wird kürzer. Der Glaubende sieht beide »Strecken« in Gottes Hand.

Und man fügt hinzu: Möge er nun sehen, was ihm verheißen war, was er verkündigt hat und wofür er leben wollte!

Nach dem Abendessen gestern habe ich den Fernseher angestellt, da sang dieser Herr Webel aus der Kirche in Bregenz: Großer Gott, wir loben Dich!

Und ich? Ich saß da und heulte. Wie oft hatte ich bei den Gottesdiensten, die Du gehalten hast, diesen Choral auf der Orgel gespielt, immer mit diesem eigenartigen Gefühl im Bauch! Es ist einer meiner Lieblingschoräle, und gestern war sofort alles wieder lebendig, ich hörte Deine Stimme – sie füllte stets die Kirche!

Als ich eben in Dein Zimmer kam, hatte ich die Vision, Du säßest am Schreibtisch, ich könnte Deinen breiten Rücken umfangen und mein Gesicht an Deinen Hals legen und Dir zuflüstern, daß ich Dich liebe. Kaum gedacht, schon vorbei, nur Erinnerungen bringen Dich mir zurück.

Gestern gegen Abend riefen die Kölner an. Sie fahren jetzt in Urlaub. Unser Sohn, wie immer: Hallo, wie geht es Euch? Nein, antwortete ich, mir geht es nicht gut. Ich spürte förmlich, wie er erschrak, die alte, vertraute Frage, aber sie paßt nicht mehr. Er schlug mir gleich vor, viel zu unternehmen, eine Schiffahrt auf der Saale oder eine kleine Reise. Da mußte ich fast lachen. Solche Ablenkungen brauche ich nicht. Ich will die Trauer einsaugen und ausatmen, mich ihr nicht verschließen, sie einfach hinnehmen als zu mir gehörend. Ich habe den schlimmsten Verlust erlitten, der möglich war, da steht mir Traurigkeit zu. Wenn ich vor ihr fliehe, wird alles nur schlimmer. Was war, ist vorbei. Zeitweise macht mich diese Erkenntnis fast verrückt, dann wieder empfinde ich sie als große Herausforderung: mit Dir in mir den letzten Lebensabschnitt erträglich machen. Das schaffe ich nur, wenn ich zuvor durch diese bittere Verzweiflung gehe, die mich ab und zu anfällt wie ein Raubtier.

Nachher werde ich einen Teil der Blumen hier wegtun, sie sind nicht mehr schön. Ich hole andere aus dem Garten, es kommt jetzt eine blumenarme Zeit, auch die Margeriten sind schon müde. Müde wie ich. Ich bin eine alte, einsame Frau. Aber keine jammernde Frau. Trauer hat mit Jammern nichts zu tun.

Lesung im Altersheim der Diakonie. Oh Christof, möge Gott ein Einsehen haben und mich rechtzeitig zu sich holen, damit mir ein Alters- oder Pflegeheim erspart bleibt. Ich möchte nicht alt werden, wenn der Geist nachläßt!

Die Lesung war schwierig. Bei vielen der alten Damen spürte man die Aufmerksamkeit, sie kamen später zu mir und bedankten sich und erzählten, wie sehr ihnen meine Bücher im Leben geholfen hätten. Das berührt mich stets sehr tief. Andere alte Damen, geistig verwirrt, redeten dazwischen, brabbelten vor sich hin, sehr störend. So habe ich Heiteres gelesen und war froh, als ich gehen konnte. Inge G. war mitgekommen, sie ist eine liebe und treue Freundin. Jetzt blühen schöne Blumen hier auf Deinem Schreibtisch, lachsfarbene Rosen und eine Tropenblume. Ansonsten herrscht hier Durcheinander, Bücher liegen herum, Bücher über Sterben und Tod.

Die Leute fragen mich häufig, wie es mir ginge. Ich antworte ehrlich: Schlecht. Und muß achtgeben, daß ich Haltung bewahre. Ist das Selbstmitleid? Sicher auch – ich darf mir doch wohl leid tun nach diesem bitteren Verlust? Ich hatte den besten, liebsten, sensibelsten, zärtlichsten Mann der Welt – ich hatte! Und habe ihn, so fühle ich zuweilen, tief in mir. Wenn mich dieses Gefühl erfüllt, bin ich getröstet.

Etwas Positives: Die Katzendamen sind zurück, kastriert und gesund. Schnell haben sie sich wieder in die alte Umgebung gefunden, haben tüchtigen Hunger und werden mich noch viel Geld kosten.

Die beiden restlichen Kater bekomme ich Freitag zurück, den Fuchs und den Dicken, den Du nicht mehr kennengelernt hast. Er hat Ähnlichkeit mit unserem zweiten Kümmel, handzahm, die Dame hat ihn einfach in die Box gesteckt.

Das wäre also geschafft. Du hast alles eingeleitet, ich habe es ausführen lassen. Von nun an bin ich ja auch hierin allein.

Unsere Frankfurter Freunde waren hier, es war schön mit ihnen. Ich habe lange mit Werner gesprochen. Trost hat er nicht, aber er meint, ich sei auf dem rechten Weg. Nicht von Dir fort, sondern zu Dir hin. Ich werde mich weiter mühen, die Trauer wird bleiben.

Erneut ein kranker Moritz. Sein linkes Auge ist voller Eiter. Bei Frau v. J. habe ich ihn anbrüllen müssen, damit er sich in etwa normal verhielt. So konnte wenigstens Salbe ins Auge geschmiert werden. Jetzt liegt er im Bett, hat gefressen, fühlt sich aber nicht wohl. Und ich deswegen auch nicht.

In der Nacht habe ich – natürlich – an Dich gedacht. Werner erwähnte die Zigarren, und ich erinnerte mich an Deine Rauchleidenschaft. Meist hattest Du eine Zigarre im Mund, Du rauchtest sie auch kalt, und sogar sprechen konntest Du, ohne daß sie Dir aus dem Mund fiel. Erst rauchtest Du 6 Zigarren am Tag, dann 4, dann 2 – und nach dem letzten Krankenhausaufenthalt, als man den Infarkt und das Aneurysma feststellte, hast Du nicht mehr geraucht. Ohne jede Klage hast Du es gelassen, mit Leichtigkeit, so schien es, dabei mag es Dir bitterschwer geworden sein. Ich habe Dich bewundert, tue es jetzt noch im nachhinein. Wenn nötig, hast Du Dich und Deine Ansprüche ganz selbstverständlich zurückgenommen, vielleicht zu selbstverständlich, habe ich Dich dafür genügend gelobt?

Ich habe vorhin ein wenig in diesen Aufzeichnungen gelesen. Immer dasselbe: daß Du fehlst, daß ich traurig bin, daß ich müde durch die Tage gehe und keinen Sinn mehr finde. Klagelieder, sie ändern nichts, sie stellen fest. Wie und was soll sich auch ändern? Mein Annehmen der Einsamkeit? Dazu braucht es noch lange …

Unser Jüngster war da, es war schön mit ihm. Wir haben gute Gespräche geführt, er hat mir auch seine Sorgen genannt, leider kann ich ihm nicht viel helfen. Er hat Teppichbeläge für die Treppe mitgebracht und gleich angebracht, ich denke, jetzt ist die Treppe etwas sicherer für mich geworden.

Gestern brachte man im Fernsehen eine Rückschau auf den Kirchentag. Kreuzchor und Thomanerchor sangen im Stadion – da dachte ich plötzlich an den Herbst 1987, als der Stadtsingechor aus Halle hier im Schloß eine Woche für das Weihnachtsoratorium probte. Die Chorleiterin bat Dich, an einem Vormittag in der Kirche proben zu können. Du erlaubtest es nur zu gern. Und dann setztest Du Dich auf eine der hinteren Kirchenbänke und hörtest zu, und ich, weil ein Anruf für Dich gekommen war, mußte Dich holen. Da sah ich: Du sangst leise mit, vor allem die Choräle. Du bist auch sehr schnell wieder in die Kirche zurückgegangen, Du hast diese Chorprobe regelrecht genossen.

Später bekamen wir Karten für die Aufführung in Halle. Wir saßen in der zweiten Reihe, wir hatten unsere Freude an den jungen Sängern und an der Musik – bis, ja bis ich plötzlich merkte, daß ich meinen Pullover linksherum angezogen hatte.

Zuerst erstarrte ich, dann mußte ich lachen, leise natürlich, aber Du merktest es sofort. Was ist, fragtest Du, und als ich Dir mein Mißgeschick nannte, lachtest Du auch. Und Du flüstertest: Typisch meine Frau!

Beinahe hätten wir die Altistin, die gerade sang, mit unserem Lachen aus der Fassung gebracht. Du erkanntest es, drücktest meine Hand, beherrsch Dich, sagtest Du leise, sonst schmeißen wir die Aufführung. Es ging dann alles gut, wir hatten noch lange unseren Spaß.

Jetzt ist Juni, Weihnachten ist weit. Aber schon jetzt fürchte ich mich vor diesen Tagen, die genauso sind wie andere Tage auch und doch so ganz anders. In ihnen liegen die Seelen blank, so wie meine Seele jetzt so oft ...

Vor einem Vierteljahr war alles noch in Ordnung. Da ahnten wir beide nicht, was in der nächsten Nacht geschehen würde. Hätten wir es geahnt – was hätten wir getan? Abschied genommen, uns unserer Liebe versichert, geweint, gehadert?

Krümel liegt wieder auf meinem Schoß und schnurrt leise. Kaum, daß ich an Deinem Schreibtisch sitze, ist er da. Von Dir geschickt? Alles Freundliche kommt für mich von Dir. Du hilfst auf Deine stille, treue Art durch die Stunden …

Ich habe wieder eine Weile draußen gesessen. Das Wetter ist erträglich. Und dann habe ich mir Dein Hemd passend gemacht, das Du zuletzt getragen hast. Bis heute früh lag es über dem Stuhl, wo Du es hingelegt hattest, die Hose liegt noch da. Das Hemd ziehe ich nun an.

Deine Werkstatt ist für unsere Vermieter das reinste Glück! Ohne Dein Handwerkszeug kämen sie nicht weiter. Dann müßten sie alles kaufen, und Geld ist bei ihnen anscheinend knapp. Ich fragte, wohin sie in Urlaub fahren würden, darauf er: Wovon denn? Wir sind arme Leute!

Das mag übertrieben sein. Trotzdem: Ein Segen, daß sie diese beiden Häuser renoviert haben. Ein Segen, daß ich in dieser Wohnung bin. Mit Deiner großen Hilfe. Sonst hätten mich die Kinder holen müssen – aber daran mag ich nicht denken.

Vor einem Vierteljahr …

Ich bin traurig. Vorhin rief Horst an, da mußte ich wieder weinen. Du fehlst, Du fehlst – und bist doch da?

Moritz kam den ganzen Vormittag nicht heim, trotz Regenwetters. Ich wurde immer unruhiger. Schließlich ging ich auf den Alten Friedhof und bat Dich insgeheim um Hilfe – da sitzt der Kater im Dickicht einem fremden Artgenossen gegenüber! Ich hab ihn genommen und ins Haus gebracht. Jetzt schläft er. Danke!

Vorhin rief unsere Enkelin an. Sie fragte unter anderem, was ich den ganzen Tag mache. Da habe ich gestutzt. Ja, was mache ich eigentlich? Mit dem Haushalt bin ich zeitig fertig. Dazwischen kümmre ich mich um die Tiere, kaufe ein, fummle im Garten, koche, esse zu Mittag. Dann schreibe ich. Bei schönem Wetter bin ich später im Garten, und so ab 16 Uhr bin ich zu nichts mehr fähig. Ein Leben auf Sparflamme, ein Leben auf mehreren Ebenen: in der

Wirklichkeit, in der Vergangenheit – und im dauernden Gespräch mit Dir. Zuwenig, sicher zuwenig.

Sie fragte weiter, ob ich noch gern leben würde. Ich habe auch darauf keine Antwort gewußt. Ich weiß es nicht. Es gibt Stunden, da bin ich so verzagt, daß ich mich nach dem Tod sehne. Und dann sitze ich im Garten, die Vögel singen, die Bäume spenden Schatten, irgendeine Katze streicht um meine Beine – dann, siehst Du, lebe ich gern, dann möchte ich noch auf dieser Welt bleiben. Aber kaum denke ich an Dich, möchte ich fort, fliehen, zu Dir fliehen – was also antworte ich?

Ich konnte lange nicht schlafen, die Schwüle war schlimm. Ich habe über ein Märchen nachgedacht, bin aber noch zu keinem Weg gekommen. Es heißt: »Das Mädchen und der Tod«. Gegen 22 Uhr ein heftiger Sturm, der Regen und die Gewitter kamen heute früh. Nun ist es angenehmer, aber noch warm.

Heute sprach mich eine Frau in der Kaufhalle an. Sie erwähnte die Goldene Konfirmation und daß sie 1993 noch einmal eingesegnet worden wäre, aber auf keinem Bild seist Du zu sehen, und sie hätten doch alle so gern ein Bild von ihrem Pastor! Das hat mir gutgetan. Vergessen bist Du nicht, auch von den Menschen hier im Dorf nicht. Und von mir – ach, wenn man Dich erwähnt, verliere ich leicht die Haltung. Ich weiß keine Antwort auf die Frage, wie ich es schaffe. Ich schaffe es ja nicht, ich tu nur so, überspiele meine Halbheit und begreife Dein Fortsein nicht.

* * *

Das Mädchen und der Tod

Christine, ein fröhliches Mädchen von 17 Jahren, fuhr eines Abends mit ihrem Freund Alexander zur Disco. Alexander, gerade 18 Jahre alt geworden, hatte sich das Auto seines Vaters ausgeliehen – das heißt, er hatte es sich einfach genommen, seiner Meinung nach berechtigte ihn der frisch erworbene Führerschein dazu. Die Disco lag außerhalb der Stadt, etwa eine halbe Stunde Autofahrt von den elterlichen Wohnungen entfernt. Die Musik war laut, jeder tanzte mehr oder weniger für sich, an Unterhaltung war kaum zu denken; getrunken wurde Cola und Bier, leider mehr Bier, weil es billiger war. Auch Alexander trank Bier, und als sie kurz nach Mitternacht nach Hause fuhren, war er keineswegs mehr nüchtern. Volltrunken war er freilich auch nicht, er fühlte sich nur beschwingt und frei. Es war ein toller Abend gewesen! Christine stimmte ihm zu, fahr nicht so schnell, sagte sie, es reicht, wenn wir gegen 1 Uhr daheim sind, und paß auf, damit nichts passiert!

Was sollte schon passieren? Die Straße war frei, nur wenige Bäume standen an den Straßenrändern, kein Gegenverkehr, da konnte man schon einmal ordentlich Gas geben und dieses irrsinnige Gefühl von Freiheit genießen, das wie eine Droge unter die Haut ging und einfach schön war.

Als ein Reh plötzlich die Straße überquerte, nahm er es erst im letzten Augenblick wahr. Er wollte ausweichen, verlor dabei die Gewalt über das Fahrzeug, und ehe es die beiden jungen Menschen begriffen, prallte das Auto gegen einen der wenigen Bäume. Der Motor heulte noch einmal auf und übertönte das Geräusch zerspringenden Glases für Sekunden, dann war Stille, eine tödliche Stille, nicht einmal Schreie waren zu hören, denn weder Christine noch Alexander konnten schreien. Sie waren beide in tiefe Bewußtlosigkeit gestürzt. Alexander klemmte hinter dem Lenkrad, das seine Brust zum Teil durchbohrt hatte, und Christine war durch den Aufprall aus dem Wagen geschleudert worden und lag im Straßengraben.

Sie wußte nichts von sich, sie wußte nichts von Alexander. Nur hatte sie plötzlich das Gefühl, als stünde jemand neben ihr und sähe sie an. Und obwohl sie die Augen nicht öffnen konnte, erkannte sie einen Mann, der sich zu ihr beugte und mit freundlicher Stimme zu ihr sagte: Komm mit!

Sie wollte antworten: Das geht nicht, ich kann mich nicht rühren! Doch zu ihrem Erstaunen löste sie sich langsam von ihrem Körper, der nach wie vor in gekrümmter Haltung im Graben lag und folgte dem Fremden.

Sie gingen eine lange Zeit wortlos nebeneinander über ein kahles Feld und durch einen schmalen Hohlweg. Es war weder Nacht noch Tag, ein silbernes Licht hüllte sie ein und verwischte die Konturen.

Endlich ließen sie den Hohlweg hinter sich und traten auf eine weite Lichtung. Hier standen unzählige brennende Kerzen dicht nebeneinander, und jetzt war das Licht nicht mehr silbern, sondern wie von Gold durchtränkt.

Schau, sagte der Mann, für jeden Menschen, den ich hierher führe, zünde ich ein Licht an, das leuchtet ihm dann auf seinem weiteren Weg zu Gott hin.

Christine fragte, wer er denn sei, daß er so etwas tun könne.

Ich bin der Tod, antwortete der Mann, und ich weiß nicht, ob ich auch für Dich ein solches Licht entzünden soll, ich weiß es noch nicht.

Christine schaute über die vielen Lichter hin, und ein großer Friede erfüllte sie, auch eine unbestimmte Sehnsucht, weitergehen zu können – zu Gott hin.

Während sie so schaute, kam Alexander langsam auf sie zu. Er trat zu ihr, berührte leicht ihre Hand und nickte dem Tod zu. Der beugte sich nieder, entzündete eine Kerze und stellte sie zu den anderen.

Alexander legte die Hände um die zarte Flamme, so verhielt er eine Weile. Dann lächelte er Christine noch einmal zu, wandte sich ab und ging langsam in die blaue Unendlichkeit hinein.

Warte, rief Christine ihm nach, so warte doch, ich will mit dir gehen!

Willst du das wirklich? fragte der Tod neben ihr.

Sie wollte mit einem lauten JA antworten, da sah sie sich plötzlich in gekrümmter Haltung im Straßengraben liegen, Sanitäter beugten sich über sie und legten sie auf eine Trage, und die Eltern kamen auf sie zugerannt, weinten und klagten und riefen immerzu ihren Namen. Und ein Arzt kam, der untersuchte sie, davon spürte sie nichts, aber sie sah, wie er die Schultern hob, und sie hörte, wie er zu den Eltern sagte: Vielleicht bekommen wir sie durch!

Nun, sagte der Tod neben ihr, willst du immer noch mit mir gehen?

Christine sah durch die geschlossenen Augenlider hindurch die Mutter, den Vater, sie sah die vielen Lichter und den Weg in die blaue Unendlichkeit, sie sah den Tod an ihrer Seite, und sie sagte wortlos: Laß mich noch bei ihnen – wie sollen sie ohne mich leben können?

Im gleichen Augenblick verschwand der Tod, sie aber spürte ihren zerschundenen Körper, sie hörte die lauten Klagen der Eltern. Der Schmerz trieb ihr die Tränen in die Augen. Sie wollte fortlaufen, aber sie konnte sich nicht bewegen. Mühsam öffnete sie die Augen, sah die Eltern an, versuchte ein Lächeln, das kläglich mißlang, hörte, wie der Arzt sagte: Wir werden sie gleich operieren, dann wird es ihr hoffentlich besser gehen, und dachte, während sie erneut in eine gnädige Bewußtlosigkeit fiel: Vor dem Tod habe ich keine Angst mehr, wohl aber vor dem Leben …

* * *

Siehst Du, damit beschäftige ich mich. Halt auch mit dem Aufräumen vor dem endgültigen Weggehen. Weil ich täglich sehen muß, wieviel Kram wir noch haben, und den kann ich nicht so einfach zurücklassen.

Bloß: Wohin mit den Bildern, den Dias, mit Deiner ganzen Arbeit hier? Das muß bewahrt bleiben, aber von wem?

Nein, an Deine Sachen wage ich mich noch nicht heran. Nur an Unwichtiges, zum Beispiel Landkarten. Nicht etwa die alten Karten, die im Treppenaufgang hängen, die sind schön. Alte Wanderkarten, an die denke ich. Wofür hast Du Dich alles interessiert! Ein reiches Leben, ein umfangreicher Nachlaß, hab keine Sorge, ich gehe behutsam damit um!

Eben habe ich in unserer alten Kassette nachgeschaut und fand schöne Paßbilder von Dir. Du lächelst mich freundlich an – mir wird dabei warm ums Herz. Da ist Dein Gesicht noch voller Leben – Dein Gesicht im Tod war still, unverkrampft, gelöst. Ganz anders.

Ich kann Dich ansehen, ohne zu weinen. Jetzt wenigstens. Wer weiß, wie es morgen oder in einer Stunde sein wird!

Ich möchte Dich umarmen und küssen und liebkosen. Nur in Gedanken kann ich es tun, mein Liebling ...

Ich habe die erste hellila Rose abgeschnitten und an Dein Bild gestellt. Du wirst Dich daran freuen, wenn Du's siehst, und Du siehst es sicher. Auch die beiden anderen Rosen haben sich erholt und blühen, Dein Schreibtisch ist wieder einmal ein Blumengarten: Rosen, Glockenblumen, die letzten Margeriten. An Dein Grab komme ich nicht, aber es ist halt so: Du lebst HIER für mich weiter, und so siehst Du die Blumen und freust Dich an ihnen!

Ich habe heute begonnen, Deine Werkstatt auszuräumen. Was hast Du da alles gehortet! Diese Masse an Nägeln, Schrauben, Dosen, Büchsen. Was mir nützlich erscheint, räume ich in den Sekretär in der neuen Heizung, auch das große Regal habe ich mit den Brettern Deines alten Schrankes notdürftig nutzbar gemacht. Es wird dauern, und dann soll sich N. holen, was er will.

Kannst Du Dich an die Männer der Wasserwirtschaft erinnern, die bei uns die neuen Wasserrohre im Pfarrhaus gelegt haben? An den freundlichen Ungarn? Jetzt bekommt unsere Tierärztin einen neuen Wasseranschluß – und heute, als ich mit dem Rad kam, hielt er mich an und sagte stockend: Tut mir so leid – von dem Herrn Pastor ...

Ich konnte ihm nur zunicken, denn schon kamen wieder die Tränen. Wie sagte die große Inge gestern am Telefon: Jede Träne, die Du um ihn weinst, ist eine Blume, die Du ihm schenkst!

Welch ein Meer von Blumen umgibt Dich schon!

Abends im Bett gehe ich oft in den 26 Jahren unseres Lebens spazieren, immer voller Sehnsucht, Dir zu begegnen, und Du bist auch gegenwärtig, nur nicht sichtbar. Da erinnerte ich mich gestern an Deine vielen Krankenhausaufenthalte – vor allem an die beiden letzten. Du hattest einen neuen Schrittmacher bekommen. Der funktionierte nicht richtig, also wurde Dir der dritte eingesetzt. Und da entzündete sich die Wunde. Du wurdest stationär aufgenommen, der Schrittmacher herausgenommen, und bei den vielen Untersuchungen, die folgten, stellte man den stummen Infarkt fest. Dann lagst Du über 3 Wochen auf Station, man wollte Dir keinen neuen Schrittmacher implantieren, aber Du bestandest darauf. Schließlich implantierte man Dir ein einfacheres Modell. Und das hat nicht funktioniert, als es funktionieren sollte.

Ich bin jeden Tag zu Dir gekommen, und ich habe mir bei Dir Kraft und Zuversicht geholt. Du warst immer heiter, ausgeglichen, niemals bedrückt oder launisch. Das ist ein Patient, den wir liebhaben, sagten die Schwestern, der hilft uns mehr als wir ihm! Mit den Mitpatienten bist Du stets ausgekommen, und wenn ich verzagt war, hast Du mich getröstet, ich bin bald wieder da, sagtest Du, dann geht es uns gut. Oft saßen wir unten im Hof, ganz dicht nebeneinander, wir wollten uns spüren, und später im Bus habe ich manchmal geweint, aus Sorge und Mitleid mit Dir und mit mir.

Wie gern würde ich wieder jeden Mittag in den Bus steigen, um zu Dir fahren zu können. Aber kein Bus bringt mich zu Dir! Erst der Tod, und der will mich noch nicht ...

In jenen Wochen habe ich hier alle anfallende Arbeit getan, außer Beerdigungen und Erteilung der Christenlehre. Zwei Gottesdienste habe ich gehalten, die elektrische Orgel neben den Altar gestellt, die Lieder begleitet – da fehlte Deine kräftige Stimme –, die Predigt gelesen und die Gebete gesprochen. Ein kümmerlicher Ersatz, aber Du hast mich gelobt, und Dein Lob hat mir gut getan.

Jetzt lobt mich niemand mehr. Und ich gehe nicht mehr in die Kirche. Aber ich bete, ab und zu, es sind Hilferufe, keine Lobgesänge. Und es ist die sich ständig wiederholende Frage: Warum?

W. schickte einen Nachruf für Dich aus dem Ubstädter Kirchenboten. Es ist lieb von ihm und von unseren Freunden dort! Auch da bist Du unvergessen!

Er schreibt u. a.: »Bis zu Beginn der achtziger Jahre reicht die Beziehung unserer Kirchengemeinde nach Beesenstedt zurück, die von unserem Pfarrer aufgebaut wurde. Mit viel Elan, immer neuen Ideen und großer Aktivität hat Pastor Seidler in den gerade für die Kirchen schwierigen Zeiten des DDR-Regimes Verbindungen in den Westen gesucht und gepflegt und hat es geschafft, seiner Gemeinde Unterstützung zukommen zu lassen, die u. a. die Renovierung der 175jährigen Johanneskirche und des Pfarrhauses ermöglichte. Unsere Kleidersammlungen für den Beesenstedter Basar,

Besuche des Frauenkreises aus Beesenstedt bei uns und von Mitarbeiterinnen und Mitarbeitern aus Ubstadt-Weiher in Beesenstedt haben die Beziehungen vertieft und auch viele persönliche Freundschaften entstehen lassen ...«

Und an anderer Stelle: »Hat die Partnergemeinde in Beesenstedt zu alten Zeiten uns einiges an finanzieller Unterstützung zu danken, so haben wir dort immer wieder lernen könen, wie Christsein in einer den Kirchen feindlich gesinnten Welt trotzdem möglich war, was Zusammenhalt bedeutete, wie wichtig Einsatz und Vertrauen in die Zukunft waren. Unseren eigenen Gemeinden haben die Besuche immer wieder neue Impulse gegeben ...«

Auch das alles ist Vergangenheit.

Die zartlila Rose duftet. Wenn Du sie doch sehen könntest! Dein Bild ist so lieb. So bleibst Du immer bei mir, Du veränderst Dich nicht mehr. Ich aber werde älter und älter und faltiger und zahnloser – eine alte Frau, die einmal sehr glücklich gewesen und die nun sehr einsam und traurig ist. Und dankbar, weil es Dich gegeben hat und noch immer gibt. Und voller Sehnsucht, wieder ganz bei Dir sein zu können!

Nachtgedanken: Wäre es besser für uns gewesen, wenn wir Dein Sterben geahnt hätten? Oder wäre Dir Dein Sterben dann noch schwerer geworden? Viel kannst Du nicht gespürt haben, sicher einen großen Schmerz, Atemnot, da hast Du Dich zu mir gedreht und mir den Schlag versetzt, und dann warst Du schon nicht mehr bei Bewußtsein.

Ich erlebe diese Minuten immer wieder. Sie haben sich tief in mein Gedächtnis eingegraben und bleiben dort bis zu meiner letzten Stunde. Wann das sein wird, weiß nur Gott. Aber eines weiß ich immer sicherer: Ich habe Deinen Körper loslassen müssen, nicht DICH – denn Du bist mehr als der sterbliche Körper! Der eigentliche Christof ist und bleibt bei mir, und deshalb kann ich dieses Gerede vom Loslassenmüssen nicht hören. Auch Du hast mich loslassen müssen und bist doch bei mir. Die Liebe endet mit dem Tod nicht, eine Liebe, die so groß ist und so tief wie die unsere, schließt den Tod mit ein und überwindet ihn durch ihre Stetigkeit und Kraft.

Jetzt sitze ich im Garten und schreibe an Dich. Der Rosenbusch, den Du so rigoros verschnitten hast, blüht wunderschön. Überall hier bist Du gegenwärtig, das tut mir gut und weh, noch ist der Schmerz scharf wie ein Messer, der Schmerz, den dieses NIE WIEDER auslöst. Aber immer stärker setze ich diesem NIE WIEDER ein DENNOCH entgegen, dennoch halte ich Dich durch meine Liebe fest, und ich lebe jeden Tag mit Dir, anders als früher, aber doch sehr intensiv.

Moritz sitzt am Kübel mit der Kresse, sie fängt an zu blühen. Unten am Zaun lümmeln die beiden Kater der Viererbande, es sind schöne Tiere geworden, selbst Rieke hat die Sterilisation zutraulicher gemacht. Ich füttere sie alle jetzt hier am Haus, auf diese Weise vergessen sie hoffentlich bald den Pfarrhof.

Ein Wolkenhimmel mit blauen Lücken. Schaust Du zu mir her? Ich will es glauben, der Gedanke tut mir gut, und es gibt wenig, was mir noch guttut. Die Gegenwart der Tiere gehört dazu. Eine Tatsache, die die Kinder zum Beispiel nicht verstehen. Ich kann die Tiere streicheln, und auf ihre Art streicheln sie mich. Wer streichelt mich sonst – wenn Du nicht auf die unsichtbare Art?

Heute habe ich meinen »Weißt-du-noch«-Tag. Weißt Du noch, wie wir mit meiner Mutter, der kleinen Antje und Timm in Thal waren? Ziemlich am Anfang unserer Ehe. Auch Anna war einmal mit, zu dieser Zeit mochte sie uns noch, aber bald kam sie in diese eigenartige psychische Labilität, da löste sie sich von uns. Bewundernswert, wie Du, der Du bisher keine eigene Familie im engen Sinn des Wortes gehabt hattest, nun mit dieser »Familienbande« auskamst. Unsere Urlaube in Rostock und in Haases Garten gehörten dann uns allein, nur Timm, unser Pudel, durfte uns begleiten. Da wohnten wir noch in Trotha, da hatte uns die Stadt noch im Griff, da brauchten wir diese vierzehntägige Erholung inmitten der Natur und der Stille. Sind wir eigentlich einmal von Beesenstedt aus in Urlaub gefahren? Ja, im letzten Herbst nach Südtirol – aber vorher? Ich glaube nicht. Meiner Mutter ging es nicht gut, wir konnten sie nicht allein lassen. Die Reisen zu den Partnergemeinden traten wir stets getrennt an, man hätte uns auch von seiten des Staates nicht gemeinsam fahren lassen. Aber eigentlich genügte uns unser großer Pfarrgarten zur Erholung, wenn wir die Tür verschlossen, blieb die Welt draußen und wir in der Stille und Geborgenheit allein. Da war auch das Haus noch nicht so wund wie jetzt, da waren wir dort ganz »zu Hause«; jetzt sieht alles wüst aus, wild, verkommen.

Ein erneuter Regentag. Ich bin heute seltsam matt. Am liebsten legte ich mich ins Bett und bliebe dort bis morgen früh. Die Tiere lassen es nicht zu. Auch die Erziehung meiner Mutter, die ich immer noch nicht ganz abschütteln kann, läßt es nicht zu. Dieses »Das tut man nicht«! Man legt sich am Tag nicht ins Bett, wenn man nicht krank ist. Du hast oft versucht, mich von diesen inneren Zwängen zu befreien, nicht immer ist es Dir gelungen.

Heute hat mich Ute wieder einmal zum Friedhof gefahren. Ich habe Dir Blumen aus dem Garten aufs Grab gestellt, das Grab sieht gut aus, es wird gepflegt. Und ich stehe davor, wie immer ohne jedes Gefühl. Ich habe mich erinnert, wie wir zusammen das Grab meiner Eltern in Ordnung gebracht, Du mit der großen Heckenschere, weil dieses hohe Gewächs nicht anders zu bewältigen war. Keiner von uns hat gedacht, daß Du so schnell dort liegen würdest!

Ein schwerer Tag, ohne jeden Hauch von Freude. Ich bete still: Gott, behüte meinen Mann und auch mich und führe uns eines Tages wieder zusammen. Amen.

Sonntag! Wie gern würde ich mit Dir in unseren alten Trabi steigen und zu den Gottesdiensten fahren. Immer zusammen, immer gemeinsam, nicht immer mit großer Freude, oft nur aus Pflichtgefühl. Gottesdienste vor ein bis drei Gemeindegliedern – aber Du warst stets konzentriert, da durfte ich nicht nachstehen.

Am meisten bedrückt mich neben Deinem endgültigen Fernsein die eigene Ratlosigkeit. Was dieses einsame Weiterleben eigentlich soll und wie ich es packen kann.

Oft grüble ich darüber nach, was Du für ein Mensch gewesen bist. Objektiv kann ich nicht urteilen, dazu liebe ich Dich zu sehr. Liebe macht nicht blind, sie sieht manches schärfer, anderes übersieht sie. Du bist ein guter, gütiger Mensch gewesen, kein Kämpfer, eher ein Dulder. Aber Du konntest auch kämpfen, allerdings haben alle diese Kämpfe in Dir Spuren hinterlassen: Dein krankes Herz. Zu Zeiten der DDR hast Du Dich oft mit staatlichen Stellen angelegt, Du hast Dich eingemischt, wenn es um die Belange des Dorfes ging, fast an jeder öffentlichen Gemeinderatssitzung hast Du teilgenommen, nicht immer zur Freude des Bürgermeisters. Nach der Wende hast Du beim »Runden Tisch« mitgearbeitet, voller Elan, voller Hoffnung. Aber auch hier stellte sich Enttäuschung ein. Man will uns westdeutsche Verhältnisse überstülpen, sagtest Du oft, aber das geht so nicht; wenn es nicht behutsam geschieht, wird die Einigung nicht gelingen. Unter den vielen großspurigen Reden hast Du gelitten, und dennoch bist Du immer voller Hoffnung gewesen, daß es am Ende doch gut werden würde mit unserem Land. Du warst großzügig, doch zuweilen auch kleinlich – Korinthenkacker hast Du Dich selbst scherzhaft genannt, ich wollte dies nie hören, aber ganz unrecht hattest Du damit nicht. Und Du warst ein gläubiger Mensch, auf eine sehr zurückhaltende Art, Du hast Deinen Glauben keinem aufgezwungen, Du warst ja auch zuweilen voller Zweifel, und gerade das hat gutgetan und andere zum Glauben gebracht. Zum Beispiel mich. Jetzt frage ich mich ständig, was Gott im Sinn gehabt haben mag, Dich so früh und so plötzlich zu holen. Oder hat er es nicht gewollt, nur nicht verhindern können?

Wie gern würde ich mit Dir darüber sprechen. Es ist nicht möglich. Alles ist halbiert. Ich frage – aber ich bekomme keine Antwort mehr. Wann antwortest Du mir einmal im Traum?

Gestern vor der Gemeinschaftsstunde kam Z. zu mir. Als erster und einziger der geistlichen Herren hat er sich nach mir und meinem Ergehen erkundigt, nicht pastoral im schlechten Sinn, sondern ganz normal. Im Laufe des Gesprächs bat er mich, am 10. 8. zur Gemeinschaftsstunde in Halle zu sprechen – und ich habe zugesagt. Er fragte, ob ich aus den Notizen an Dich etwas lesen könnte, das habe ich auch zugesagt. Ich hatte irgendwie das Gefühl, dazu innerlich gedrängt zu werden, vielleicht von Dir? Soll ich anderen meinen Schmerz mitteilen, damit sie ihren Schmerz besser ertragen können?

Heute beim Erwachen der Gedanke: Ich kann es nicht, ich sage ab!

Aber noch habe ich nicht abgesagt. Schickst Du mich hin? Gib mir ein Zeichen, was ich tun soll!

Es ist wichtig, sich Menschen vor Augen zu stellen,
die bewußt gelitten haben;
Leute, die wir kennen, die im Leiden gütiger,
nicht bitterer geworden sind,
solche, die freiwillig Leiden auf sich genommen haben
um anderer willen. Es gibt solche Menschen,
und die Stärkung, die von ihnen ausgeht,
ist der Trost der Heiligen.

Dieses Gedicht von D. Sölle schickte mir heute G. Sch. von Deiner Bruderschaft. Ein Zeichen, daß ich reden soll?

Morgen kommt Tine. Sie meint es gut, und sie ist lieb, trotzdem bin ich lieber allein. Wobei natürlich die Gefahr besteht, daß ich mich regelrecht einigele.

Ich habe Dir einen Strauß lachsfarbener Rosen gekauft, der Garten gibt zur Zeit nicht viele Blumen her. Da stehen sie nun an Deinen Bildern, aber ob Du sie sehen kannst? Wo magst Du überhaupt sein? Bei mir, in mir? Ich vermisse Dich so. Und irgendwie beneide ich Dich – weil Du schon alles hinter Dir hast!

Nachher kommt Tine. Wir werden reden und weinen. Es wird gut sein, wenn ich wieder weinen kann, seit Tagen bin ich wie verhärtet. Keine Tränen, keine Klagen, nur ein dumpfer Schmerz, der mir jede Freude nimmt. Ich merke voller Schrecken, daß ich auch nicht mehr richtig arbeiten kann. Ab Nachmittag sitze ich nur noch herum und bin froh, wenn ich zeitig ins Bett kann. Schlafen, nichts wissen, das ist der erstrebenswerte Zustand.

Vor mir die Fotografien Deines Grabes. Voller Blumen. Auf unserem so geliebten Trothaer Friedhof. Heute nacht habe ich mich an zwei Beerdigungen erinnert, an denen Du fast zerbrochen bist. Eine in Trotha, zu der Zeit, als wir anfingen, uns zu lieben – und eine hier in Beesenstedt, ziemlich am Ende Deines Pfarrerdaseins. Beidesmal waren es Konfirmanden, die gestorben waren, der Junge in Trotha wurde überfahren, das Mädchen hier starb binnen 3 Tagen in der Klinik, Gehirnbluten, niemand wußte, woher diese Krankheit gekommen war. Du warst verzweifelt und hadertest mit Gott, dieses schreckliche WARUM, an dem auch ich fast zerbreche, trieb Dich um, was sagen, was predigen, Gottes Wille – das konnte nicht Gottes Wille sein! Diese Predigten an den Kindersärgen, vor den versteinert wirkenden Eltern, fielen Dir nicht nur schwer, sie kosteten Deine Lebenskraft. Vor allem die letzte hier in Beesenstedt. Du kamst vom Friedhof, blaß, ausgelaugt, Du legtest Dich auf die Couch, und als ich nach einer Weile zu Dir kam, weintest Du, und das WARUM verfolgte Dich noch lange.

So oft bist Du mit dem Tod in Berührung gekommen und mit den echten und den verlogenen Tränen der Hinterbliebenen. Du hast getröstet und hast vielen geholfen. Und dann bist Du selbst gegangen, und ich kann nicht mehr weinen. Vielleicht nachher, zusammen mit Tine.

Zwei Tage habe ich nicht hier am Schreibtisch mit Dir sprechen können, nun aber drängt es mich dazu. Ich sitze draußen, um Moritz zu sehen, wenn er kommt. Krümel liegt oben auf meinem Bett und ist krank, wir finden die Ursache nicht. Samstag abend habe ich Frau v. J. gebeten, zu kommen, an Untersuchung war nicht zu denken, er hätte sie am liebsten gefressen. Nichts trinken, nichts fressen, bloß liegen. Am Sonntag habe ich mich erinnert, daß es Whisky ähnlich ging, als Du mit den Konfirmanden in Südtirol warst. Ich hatte damals sogar schon angefangen, unter Tränen ihr Grab zu graben. Und dann habe ich ihr mit einem Teelöffel erst Wasser, später Milch eingeflößt, eine Tortur, aber sie half, nach Tagen ging es ihr wieder gut. Sie hat danach noch 2 Jahre gelebt. So habe ich Krümel gestern erst mit Wasser, dann mit Wassermilch traktiert, er hat geschluckt und nicht gebrochen, ein wenig ausgeleert und auf Deinem Bett ruhig geschlafen. Heute habe ich Haferschleim und Traubenzucker gefüttert, das paßt ihm nicht, aber ich bleibe hart. Was ist mit ihm? Großes Fragezeichen!

Nun also Tine! Es war schön mit ihr, sie ist eine viel größere Lebenskünstlerin als ich! Natürlich haben wir zusammen geweint – ich hatte endlich wieder Tränen –, und dann haben wir viel von Dir gesprochen. Sie war die erste, die von unserer Liebe erfuhr! Sie hat Dich so gemocht! Christof, seine dicke Zigarre und die Bastuntersetzer, sagte sie, sei für alle ein Begriff gewesen. Diese Untersetzer hast Du für die Basare angefertigt, diese Arbeit ging Dir schnell von der Hand. Tine wußte auch noch, daß sie immer »Pastertast« für Dich besorgen mußte. Immer Du dabei – aber auch ihr Rat, das Leben zu genießen, solange es möglich ist. Ich kann's noch nicht, weil ich dann Dir gegenüber ein schlechtes Gewissen habe. Denn wie kann ich das Leben genießen, wo Du nicht mehr bist? Ich kann es zur Not ertragen!

Was haben wir alles von Dir erzählt! Diese hübsche Geschichte, die ich längst vergessen hatte: Wir sitzen in Radebeul im Zimmer, Du hältst die Andacht, und ich sehe auf dem Tisch die Milchflasche stehen, auf der in Deiner Schrift groß steht: Milvolch! Ich breche in lautes Gelächter aus – und um die Andachtsstimmung ist's geschehen!

Krümel geht es nach wie vor nicht gut. Er scheint keine Schmerzen zu haben, aber von allein frißt und trinkt er nicht, bewegt sich auch wenig. Irgendwie habe ich das alles schon erlebt, mit Mini, mit Max, mit Mausi, dieses langsame Sterben, so sehe ich das. Ich habe das Gefühl, als fiele ich wieder in ein tiefes Loch: Erneut der Tod!

Gestern rief Horst an. Ich hatte ihm das Märchen »Die Frau und der Tod« geschickt. Er fragte, ob er es verwenden könnte – natürlich – und ich solle ja weiterschreiben. Für wen? Du kannst es nicht mehr lesen, und für Dich habe ich doch eigentlich geschrieben. Dieser Zusammenklang bei uns, dieses innige Miteinander. Je länger wir voneinander getrennt sind, um so härter empfinde ich meine Halbheit.

Krümel hat gut geschlafen, gepinkelt, liegt jetzt unten. Er wird noch zwangsernährt, aber wenn ich ihn streichle, schnurrt er schon leise. Eine Besserung? Ich hoffe es.

Jetzt ist früher Mittag. Nachher werde ich Himbeeren pflücken und hier herumkramen. Ich hätte nie für möglich gehalten, daß mir die zu lebende Zeit wie eine Last auf der Seele liegen könnte. Daß ich denken könnte: Wie komme ich nur durch die Stunden? Jetzt bin ich in einer solchen Phase, ich sage Dir: Es ist scheußlich!

Heute werde ich versuchen, den Vortrag für die Landeskirchliche Gemeinschaft zusammenzustellen. Du mußt dann wieder bei mir sein, sonst schaffe ich nichts. Das ist zu Deinen Lebzeiten so gewesen und ist so geblieben.

Gestern abend hat Krümel eine Spritze bekommen. Kurz danach gab es einen Wahnsinnsregen! Timo verkroch sich vor Angst unter Deinen Briefmarkenschrank, Krümel jammerte, nur Moritz war still, er war ja schon unten im Eßzimmer. Gegen Mitternacht konnte Krümel endlich pinkeln, aber ich muß ihn immer noch zwangsernähren.

Regen, Regen, Regen. Der Hof ist aufgeweicht, überall Hochwasser im Land, bei uns zum Glück nicht.

Ich lebe jetzt böse Zeiten. Dein Tod ist nur durch Arbeit zu ertragen – Arbeit im Haus, für die Tiere, am Schreibtisch. Und doch bleibt immer diese bedrückende Leere ...

Schatz – soll das Böse diesmal einen Bogen um mich machen? Brauche ich Krümel nicht ins Grab zu legen? Hast Du geholfen?

Schon gestern abend bemerkte ich, daß er lebhafter war. Er sprang von meinem Bett und legte sich auf die Sesselrücklehne, da hat er schon oft gelegen. Nachts hörte ich, wie er Brekkies fraß. Und heute hat er selbständig Fisch und Futter gefressen und getrunken und ausgeleert. Sind wir über dem Berg?

Regen, Regen, Regen. Moritz kann nicht raus, das ist kein Wetter für ihn. Die Katzen draußen hausen in den gegenüberliegenden Schuppen, Probe für den Winter.

Ein stiller Sonntag. So haben wir die Sonntage geliebt, vor allem, als Du im Ruhestand warst. Weißt Du, eigentlich sind wir beide Lebenskünstler gewesen, uns selbst genügend und selbst genug. Wie aber kann sich eine Halbheit genügen? Ich sehne mich unendlich nach der anderen Hälfte und finde nicht mehr in die frühere Ausgeglichenheit zurück.

Vorhin war ich in unserem kleinen Garten hier. Die Malve blüht, und die Kresse blüht auch. Du hast da noch eine tolle Umrandung um den Baumstumpf gebastelt und den Topf mit Erde gefüllt und daraufgestellt, also ist das eigentlich Deine Kresse, auch wieder ein Gruß von Dir für mich ...

In Deinem Glasfach hier stehen Deine kleinen Autos, ordentlich nach Jahrgängen sortiert. Eigentlich verwunderlich, daß Du sie gesammelt hast, Du bist nur ein notgedrungener Autofahrer gewesen, gern bist Du nie gefahren. Als wir nach Beesenstedt kamen, bekamst Du einen Dienst-Trabant, ohne Auto hättest Du die 4 Gemeinden nicht betreuen können. Anfangs mußten uns freilich die Kirchenältesten abwechselnd zu den auswärtigen Gottesdiensten fahren, es dauerte eine Weile, ehe Du den Führerschein hattest.

Unsere erste Fahrt allein führte uns nicht zu einem Gottesdienst, sondern zu einem Geburtstagsbesuch bei einem Kirchenältesten. Auf der Hinfahrt ging alles gut, Du fuhrst sicher, ich lobte Dich, ich genoß die kurze Fahrt. Aber als wir heimfahren wollten, sprang der Trabi nicht an. Du startetest fast die Batterie leer, nichts tat sich. Die Geburtstagsgäste kamen, schauten und gaben gute Ratschläge. Ich spürte, wie Du immer nervöser wurdest, ich war's ja auch; man wollte anschieben, aber Du hattest die Handbremse angezogen, und ehe man das merkte! Starten konnten wir immer noch nicht, erst als jemand sah, daß Du den Benzinhahn abgedreht hattest und er ihn aufdrehte, sprang der Motor an. Unter fröhlichem Gelächter und herzlichen Zurufen fuhren wir heim – dort trankst Du erst einmal einen Schnaps auf den Schreck, und dann sagtest Du seufzend: Also, ein exquisiter Autofahrer werde ich nicht!

Hauptsache, Du bist ein exquisiter Pastor und Ehemann, antwortete ich, ich hingegen bleibe zeit meines Lebens bloß Beifahrer, ich schaffe den Führerschein nie und versuche es erst gar nicht.

Damit bist Du nie einverstanden gewesen, und manchmal hat mir mein Nichtkönnen auf diesem Gebiet auch leid getan. Aber wer Fahrrad nach Gehör fährt und jedes Straßenschild übersieht, soll die Finger von diesem gefährlichen Geschäft lassen.

In den vielen Jahren hast Du nur ein einziges Mal einen Unfall gehabt, und auch dabei saß ich mit im Wagen.

Wir waren in Halle gewesen, diese Stadtfahrten mochtest Du nicht, im Stadtverkehr fühltest Du Dich sehr unsicher. Auf der Heimfahrt hattest Du, wie Du selbst später sagtest, einen starken, aber falschen Glauben: Du glaubtest nämlich, Vorfahrt zu haben, aber Du hattest sie nicht. Mitten auf der Kreuzung stießen wir mit einem anderen Auto zusammen, der Aufprall war zum Glück nicht allzu stark, weil Du nicht schnell gefahren warst, aber unser Papp-Auto sah trotzdem recht ramponiert aus. Ich stieg aus und verzog mich auf den Bürgersteig, die Polizei kam, alles wurde aufgenommen, der andere Autofahrer trug es zum Glück mit Humor, ihr trenntet euch nach Abschluß aller Formalitäten in Frieden. Und wir fuhren mit unserem kaputten Auto heim, in Beesenstedt an der Kaufhalle wurden wir mit Beifall empfangen, wir waren beide froh, als wir endlich den Pfarrhof erreicht hatten und das Tor hinter uns schließen konnten.

Erinnerungen, Perlen auf einer Schnur – den Trabi, diesmal den eigenen, hast Du im letzten Spätherbst verkauft, auch dieses Kapitel hast Du in weiser Voraussicht selbst abgeschlossen. Bei diesem Verkehr wolltest Du nicht mehr fahren und deshalb: Fort mit dem guten Stück!

Ich habe eben Deine Stimme gehört! Ich habe unsere frühere Nummer angerufen, und da warst Du auf dem Anrufbeantworter. Bisher hatte ich Angst, es zu tun, aber heute rief mich eine Dame aus Hamburg an, einer Ahnenforschung wegen, sie hatte meine Nummer durch Dich vom Anrufbeantworter erfahren, und da habe ich es gewagt. Mir ist ganz elend zumute gewesen, Deine liebe Stimme zu hören und zugleich zu wissen: In Wahrheit höre ich sie nie mehr! Wieviel Liebes hat mir diese Stimme gesagt, wieviel Schönes und vor allem: wieviel Gutes! Wie habe ich diese Stimme geliebt, auch sonntags, wenn Du gepredigt hast. Du hast meist ziemlich leise gesprochen, aber sehr eindringlich und verständlich, eine sehr lebendige Stimme, in der alles mitschwang, was Dich bewegte: Freude und Traurigkeit und Nachdenklichkeit. Diese Stimme hat mir Mut gemacht, wenn ich verzagt war, und wie oft bin ich verzagt gewesen! Jetzt schweigt diese Stimme, und mit meiner Verzagtheit muß ich allein fertigwerden.

Vier Monate bist Du erst tot. 120 Tage – mir erscheint es als eine Ewigkeit. Zuweilen freilich habe ich das Gefühl, Du würdest bald von einer Reise zurückkommen, unten die Tür öffnen und laut und kräftig rufen: Da bin ich wieder! Das Wort WIEDER wurde langgezogen und bekam dadurch größeres Gewicht, und ich umarmte Dich, mir wurde schon die Zeit lang, wenn Du vormittags nach Halle fuhrst und erst mittags heimkamst. Wie entsetzlich lang ist die Zeit jetzt, und Du rufst Deinen Gruß nicht mehr, nur tief in mir höre ich ihn noch, und dann tut das Herz weh und gleichzeitig auf seltsame Weise auch wohl.

Ich fand heute auf einer Karte einen Spruch von Bonhoeffer:

Je schöner und voller die Erinnerung,
desto schwerer die Trennung.
Aber die Dankbarkeit verwandelt die
Erinnerung in eine stille Freude.
Man trägt das vergangene Schöne nicht
wie einen Stachel, sondern wie ein
kostbares Geschenk in sich.

So ist es schon. Aber die Sehnsucht überdeckt alle anderen Gefühle …

Deine Stimme! Sie konnte auch laut werden, wenn Dich zum Beispiel die Konfirmanden nervten. Das taten sie zuweilen, doch nach einem gewaltigen Donnerwetter hattest Du alles wieder voll im Griff. Es kam selten vor, Du mochtest die Kinder, und die Kinder mochten Dich.

Vorbei. Vergessen werden Dich die jungen Menschen hoffentlich nicht.

Ich denke viel an unsere ersten Jahre in Trotha. Leicht hatten wir es nie, vor allem Du nicht. Da gab es diese Kindergartenleiterin, die immer auf eine Verbindung mit Dir gehofft hatte, Deine Mutter hatte sie auch in diesem Wunsch unterstützt. Aber dann heirateten wir – und fortan hattest Du unter Deinen Mitarbeitern eine Feindin, die es bewußt darauf anlegte, Dir das Leben schwerzumachen. Uns beide schob sie mit ihren heimlichen oder offenen Angriffen freilich nur enger aufeinander zu, eine Tatsache, mit der sie nicht gerechnet hatte.

Unseren Pudel Timm mochtest Du sehr. Und er mochte Dich. Welche Erleichterung für mich, als ich diese gegenseitige Sympathie wahrnahm. Timm war jedesmal glücklich, wenn Du mit ihm an der Saale spazierengingst, er hörte bei Dir auch besser als bei mir. Ein lieber, aber schlecht erzogener Bursche, der uns viel Freude machte. Als er dann hier in Beesenstedt eingeschläfert werden mußte, weinten wir beide. Unser erstes Tier, das Du im Garten begraben mußtest – es folgten viele, und jedesmal waren unsere Herzen schwer.

Heute fiel mir ein Brief von Dir in die Hände, vom November 74, da besuchte ich gerade meinen Schwiegervater aus erster Ehe. Da schreibst Du: »Mein lieber Schatz, heute kommt der letzte Brief von mir! Du Fehlst!! Mir!!! Hier geht alles seinen Gang. Heute kam das Umbruchexemplar von ›Vergiß die kleinen Schritte nicht‹. Ich denke, Du hast dort auch viele kleine Schritte gemacht. Mach bald den großen und komm wieder! Es ist so leer! Es ist schlimmer als früher, da hatte ich keinen, der mir fehlte. Tschüs, meine Liebe, mach's gut. Dein Mann …«

Wie leer ist es jetzt hier! Und es wird nie mehr anders werden!

Ich habe schlecht geschlafen, habe lange wachgelegen und gedacht. Nichts Positives! Heute aber habe ich schon Positives getan: im Garten gearbeitet!

Ich erinnere mich, daß Du kurz vor Deinem Tod etliche Dias in einen Karton getan hast, um sie später zu sichten und einzuordnen. Das wird eine meiner Winterarbeiten sein. Wenn ich nur wüßte, bei wem Deine Dias über Beesenstedt am besten aufgehoben wären! Was hast Du Dir für Mühe gemacht, hast die Gemeinde um alte

Postkarten und Fotos gebeten, auf eigene Kosten davon Dias anfertigen lassen und dann viele Male Deinen Dia-Vortrag »Beesenstedt einst und jetzt« gehalten. Der Bürgermeister aber hatte kein Interesse daran, damals nicht, jetzt sicher auch nicht. Also wohin damit?

Das eben tut weh: daß vieles von dem, was Du getan hast, einfach aus Interessenlosigkeit versandet. Eine Lehre, die ich begreifen muß: daß von uns – wenn wir erst einmal tot sind – so gut wie nichts bleibt. Das Leben: ein Hauch, ein Windhauch, der uns und unser Tun davonweht. Bloß in diesem Fall: Was an mir ist, will ich tun, um diese große Arbeit für Interessierte zu retten.

Eine Erfahrung, die ich jetzt häufig mache: Ich brauche das Alleinsein. Ich freue mich auf Besuch, aber er darf nicht lange bleiben. Schon nach einer Stunde werde ich nervös, möchte mich zurückziehen in die Stille. Das Alleinsein stört mich weniger als das längere Zusammensein mit anderen Menschen, und da frage ich mich, ob das verschroben ist, sogar krankhaft? Oder eine positive Reaktion meiner selbst auf die neue Lebenssituation?

Wenn ich mich an unsere gemeinsam verbrachten Tage erinnere, so ist mir gegenwärtig, daß jeder von uns seinen eigenen Lebensraum brauchte, in dem er schweigen konnte – kein verkrampftes, sondern ein verständnisvolles Schweigen, wir waren uns nah, aber wir bedrängten einander nicht. Und wenn wir dann beisammen waren, genossen wir die Nähe des anderen. Wir waren eins in unseren Gefühlen und Gedanken, trotzdem brauchte jeder seinen Freiraum.

Unsere Enkelin sagte am Telefon: Du mußt Dich ablenken, Oma!

Ich habe geantwortet: Nein – ich muß mich auf mich konzentrieren, nur so erhalte ich die Kraft zum Weiterleben.

Eben hat Frau Z. aus Schwittersdorf angerufen und gefragt, wie es mir ginge. Das tut sie ab und zu, sie hat uns nicht vergessen. Ich weiß zwar nie, was ich antworten soll, aber daß jemand an mich denkt und sich fragt, wie ich mit Deinem Tod fertig werde, tut gut.

Schwittersdorf – da war schon zu unserer Zeit kaum noch Gemeinde vorhanden. Du hast fast alle Gemeindeglieder begraben, auch Liane, die dem Alkohol sehr zugetan war – ich sehe sie noch, wie sie einmal schwankend und lallend zum Gottesdienst kam, und dann vergaß sie am Heiligen Abend das Heizen in der Kirche, wir mußten in der Kälte die Christmette halten. Mit dem Mann hatte sie viel Streit, manchmal verprügelte er sie auch, die Kinder wollten von ihr nichts mehr wissen – war der Alkoholismus der Grund oder die Folge von allem Elend?

Sie war in den Vierzigern, als sie starb, kein schlechter Mensch, ein bedauernswerter Mensch. Einmal wollte sie Dich anpumpen, sie erzählte eine phantastische Geschichte von einem Dieb, der ihre Tasche mit dem gesamten Monatsgeld gestohlen habe. Du glaubtest ihr nicht, schenktest ihr aber 5 Mark, davon kaufte sie im Konsum gleich eine Flasche billigen Fusel – eine arme, haltlose Frau, mit der wir Mitleid hatten. Und dann die alte Frau dort hinten in der Fabrik, ihren Namen habe ich vergessen. Wir holten sie zu jedem Gottesdienst ab und fuhren sie auch wieder heim, das war, wie sie oft sagte, ihre Sonntagsfreude. Auch ihr hieltest Du die letzte Predigt, ihr und vielen anderen. Ende der achtziger Jahre feierten wir den 100jährigen Geburtstag des Kirchengebäudes, danach wurde es still in und um die kleine Gemeinde der Christen, und jetzt kann man von »Gemeinde« kaum noch sprechen.

Wie oft hast Du Dich gefragt, ob Deine Arbeit als Pastor noch einen Sinn habe. Aufgegeben hast Du nie, und die Hoffnung, daß es einmal wieder aufwärts gehen könnte mit der Gemeinde Jesu Christi, hast Du auch nie verloren ...

Heute habe ich mich erst einmal ans Fensterputzen gemacht, das war nötig. Die oberen Zimmer habe ich durchgewischt, also kurz: Ich habe gearbeitet. Jetzt sitze ich hier und schreibe, und abends gehe ich zur Gemeinschaft. Einfach nur, um mit den wenigen Menschen dort zusammenzusein, mit ihnen zu beten und auf Gottes Wort zu hören. Wenn ich es schaffe, das Haus abzuschließen und die wenigen Schritte nach drüben zu gehen, fort aus der Stille, die ich hasse und liebe ...

Ich war also drüben und werde häufiger hingehen, bei diesen Menschen fühle ich mich angenommen. Nur dieses kalte, unwirtliche Pfarrhaus: Als wir den Gemeinderaum betraten, standen alle Stühle auf den Tischen, es gab keine Tischdecken, keine Blumen – ob die anderen merken, wie lieblos jetzt alles ist?

Die alte Frau Röll ist gestern gestorben. Erst hat sie noch eine neue Hüfte bekommen, dann mußte sie zur Kur, dort ergab eine Untersuchung einen Tumor in der Brust. Erneute Operation, Krebsbefund – aber nun ist sie zum Glück eingeschlafen, ohne weitere Behandlungstorturen.

Wie wird die alte Frau Deutschbein damit fertig? Das war doch ein Team, diese beiden Witwen, immer heiter, immer fröhlich, immer lebensbejahend. Als ich damals nach dem Biß von Kümmel lange Zeit die rechte Hand auf der Schiene hatte und als typischer Rechtshänder ziemlich behindert war, kamen sie eines Tages an und sagten: Frau Pastor, jetzt bringen wir Ihren Garten in Ordnung! Ich schämte mich sehr, weil er reichlich verwildert war, aber sie winkten ab und machten sich an die Arbeit, so gepflegt sah mein Garten selten aus wie nach ihrem Eingreifen.

Nun ist auch Frau Röll nicht mehr am Leben. Nun ist auch sie auf der anderen Seite. Ich gönne ihr die Ruhe und beneide sie. Weil sie es geschafft hat …

Mir ist plötzlich Pfarrer Brüsewitz in den Sinn gekommen, ich weiß keinen Grund dafür. Wie das mit Gedanken so ist: Sie sind unbeachtet in uns, und wenn sie uns bewußt werden, verwundern wir uns.

Wir haben Brüsewitz nicht gekannt. Aber nach seinem Tod besuchten wir seine Frau und eine seiner Töchter. Seine Tat, seine Selbstverbrennung als Protest gegen die staatliche Bevormundung und Unterdrückung trieb uns um, vor allem Dich. Mit einem anderen Pfarrer aus Halle fuhrst Du zu seiner Beerdigung, gegen den Willen der Kirchenleitung. Im Bericht des westdeutschen Fernsehens warst Du groß zu sehen. Das interessierte Dich nicht, Du warst betroffen von dem Mut dieses Mannes, der mit seinem Tod ein Zeichen hatte setzen wollen, es bedrückte Dich, nicht den gleichen Mut aufzubringen. Andererseits fragtest Du Dich natürlich, ob sich dieser Staat von einer solchen Tat würde beeindrucken lassen. Wir sprachen manchen Abend darüber, immer wieder überlegten wir, was wir selbst tun könnten, um den Menschen Hoffnung und Zuversicht zu geben. Hoffnung, daß dieser Zustand nicht ewig währen würde, und Zuversicht auf eine bessere, leichtere und schönere Zukunft. Wir kamen stets zu dem gleichen Ergebnis: unsere Arbeit so gut wie möglich zu tun, die eigene Überzeugung offen zu bekennen und dem staatlichen Druck nicht nachzugeben.

Daran haben wir uns gehalten. Ob wir damit etwas erreicht haben, wage ich nicht zu behaupten. Wir sind uns aber nie untreu geworden, und dieses Wissen hat uns über manche Schwierigkeit hinweggeholfen.

Vorhin habe ich alte Briefe durchgesehen, von den Kindern und Enkeln. Ich hoffte, auch noch einen Brief von Dir zu finden, leider Fehlanzeige. Während der kurzen Zeiten, in denen wir getrennt waren, hast Du höchstens Karten geschrieben, und die habe ich bis auf wenige nicht mehr. Aber einen Zeitungsartikel fand ich aus dem Jahr 1975, da mußten Männer über ihre Frauen schreiben, also Du über mich, und das liest sich so:

»Briefe, die an meine Frau geschrieben werden, tragen unterschiedliche Namen. Da gibt es welche an Anneliese Probst, an A. Probst-Seidler, an A. Seidler-Probst und an Anneliese Seidler; man kann oft schon an diesen Anschriften erkennen, um welchen Lebensbereich meiner Frau es sich handelt. Da gibt es Briefe an die Schriftstellerin, und Briefe an die Pfarrfrau. Drei Berufe – Schriftstellerin, Pfarrfrau und Hausfrau. Manch einer fragt, wie all das zu vereinbaren ist. Selbst ich, der es doch am besten wissen müßte, weiß oft nicht, wie meine Frau all diesen Anforderungen gerecht wird.

In einer Ehe heißt es nicht »dein Beruf« und nicht »mein Beruf« – da werden die verschiedenen Aufgaben gemeinsam gelöst. Natürlich macht mir meine Frau nicht die Predigten, und ich schreibe nicht ihre Bücher, dennoch ist an beiden viel Gemeinsames.

Da meine Frau erst spät und sozusagen von ›außen‹ ins Pfarrhaus kam, ist ihr Christentum Gott sei Dank ein sehr praktisches, und sie sieht eher als ich, wo z. B. einer Predigt das Leben fehlt. Sie ist meine erste und auch kritischste Predigthörerin. Auch viele Ideen für die Gemeindearbeit stammen von ihr. All das, was wir in Trotha an Altenarbeit haben, ebenso die Patenschaften unseres Frauenkreises über hirngeschädigte Mädchen im Haus Rungholt – es waren ihre Ideen. Dafür kann ich ihr dann helfen, wenn sich die Phantasie der Schriftstellerin in einer Sackgasse verirrt hat. Die Zeit, wo ›es‹ in ihr dichtet, ist eine harte Zeit, auch für die Familie. Da muß es sich der Haushalt gefallen lassen, daß er an letzter Stelle steht. Das ist aber nicht so schlimm, wie es sich anhört. Wir haben ja noch unsere Oma …«

Lieb klingt das! Es hat mir damals gutgetan, es tut mir jetzt noch gut. Und natürlich, wie alles, was auf die Vergangenheit weist, auch weh. Weil es Vergangenheit ist und mit der Gegenwart nur indirekt zu tun hat.

Die Nacht war unruhig, ich war viel wach. Da habe ich Dich wieder in Gedanken gesucht. Und bin dabei unseren niederländischen Freunden begegnet, die uns zweimal hier in Beesenstedt besuchten. Wir lernten sie durch Vermittlung eines niederländischen Pfarrers kennen, den ich bei einer Lesung traf, und so kam es zu diesem Gemeindebesuch. Eine Dame wohnte bei uns, die anderen 3 Familien waren bei Gliedern des Frauenkreises einquartiert, trotz mancher Sprachschwierigkeit verstanden wir uns von Anfang an gut. Damals waren wir für die Niederländer noch so etwas wie Exoten. Christen in der DDR, gab es das überhaupt?

Und ob es das gab! Keine Staatskirche, eher eine Gemeinde der wenigen, die ihres Glaubens willen zusammenkamen, teilweise auch aus politischer Opposition. Wir hoben uns nach Ansicht der Niederländer angenehm ab von vielen Bundesbürgern, deren Arroganz – möglicherweise nur scheinbare Arroganz – sie oftmals abstieß. Und Dich mochten sie sehr, das haben sie gesagt und geschrieben, ein Pastor zum Anfassen!

Leider brach diese Verbindung nach der Wiedervereinigung ab, nicht jäh, aber dafür endgültig. Es tat uns leid, aber wir beide hatten nicht die Kraft, Gewesenes zu halten, und unsere Gemeindeglieder hatten plötzlich ganz andere Interessen. Die Welt brauchte nicht mehr zu ihnen zu kommen, sie konnten in die Welt reisen, wenn sie das nötige Geld dazu hatten.

Ein Pastor zum Anfassen! Und das hieß doch: einer von uns! Und nun heißt es nur noch: einer für mich! An den ich denke, zu dem ich mich flüchte, wenn ich nicht weiterkann, und den ich über alles liebe ...

Heute habe ich die Lesung bei der Landeskirchlichen Gemeinschaft über Deinen Tod und mein halbes Leben. Mir ist sehr bang.

Ich habe eine Weile im Liegestuhl gesessen und in den Grund geschaut und zu den Vögeln hoch über mir. Eine kleine Wolke schwebte vorbei. Ich habe mir vorgestellt, daß Du mich von da oben grüßt, eine tröstliche Vorstellung. Sei heute bei mir, ich brauche Dich ...

Und Du bist bei mir gewesen, ich habe es gespürt, Du hast mir geholfen, ruhig zu sprechen und nicht zu weinen.

Es waren etwa 60 Menschen gekommen, in dem Saal, wo ich zu DDR-Zeiten den Wahnsinn begangen habe, öffentlich die Gestapo mit der Stasi gleichzusetzen! Mein Schutzengel hat damals aufgepaßt – und Du gestern!

Ich bin voller Angst gewesen. Schon auf der Hinfahrt. Inge G. kam auch und manche, die ich vom Sehen kenne. Während der Lieder und Abkündigungen habe ich ganz intensiv an Dich gedacht. Und dann habe ich die Abschnitte aus dem »Wintertagebuch«, die sich mit Deiner Erkrankung beschäftigen, gelesen, 3 Tagebuchaufzeichnungen und das Märchen »Die Frau und der Tod«. Ohne Tränen, aber manchmal war ich dicht daran, die Fassung zu verlieren. Dann immer wieder ein Hilferuf zu Dir – und weiter. Eine Lesung über den Tod und über die Härte, als halber Mensch leben zu müssen, danach manch gutes Gespräch. Den vielen Witwen habe ich aus dem Herzen gesprochen. Warum bleiben meist die Frauen übrig? Weil sie Schmerzen und Alleinsein besser aushalten als Männer? Also weil sie in Wahrheit das »starke« Geschlecht sind?

Ich möchte auf alle Stärke verzichten, wenn ich nur Dich wiederhätte!

Heute wäre meine Mutter 105 Jahre alt geworden. Sie ist seit 15 Jahren tot. Ich schäme mich fast, weil mich ihr Tod damals nicht so getroffen hat wie Dein Tod! Im Gegenteil: Ihr Tod hat mich bei aller Traurigkeit beinahe aufatmen lassen. Weil dieses schlimme Leiden und Dahinsiechen endlich überstanden war. Weil sie nun ihre Ruhe hatte, in die sie so sehnlichst fallen wollte.

Du aber warst noch so voller Leben, so voller Pläne und Interessen, so jung, trotz Deiner 64 Jahre! Was sind schon 64 Jahre! Schau dir meine 71 an, und ich muß immer noch weitermachen auf dieser Erde.

Gestern sind G.'s gekommen, wir haben im Garten gesessen, bis uns die Mücken vertrieben haben. Die Mückenplage in diesem Jahr ist schlimm. Erst die Nässe, nun die Hitze, da explodiert die Mückenpopulation gradezu.

Frau G. sieht schlecht aus; die Erkrankung der Bauchspeicheldrüse ist jahrelang nicht erkannt worden und hat den ganzen Körper in Mitleidenschaft gezogen. Zudem hat diese kleine, zarte Frau jene Eigenschaft zur Höchstform kultiviert, die auch mir leider zu eigen ist und gegen die ich bewußt angehe, seit Du mich einmal auf eine Bitte im Vaterunser hingewiesen hast, die Eigenschaft nämlich, vor möglichem kommenden Unheil stets Angst zu haben und nicht heiter und gelassen, sondern furchtsam in die Zukunft zu blicken.

Wie hast Du damals zu mir gesagt: Es heißt im Vaterunser: Unser täglich Brot gib uns heute! HEUTE! Es heißt nicht: Gib mir das tägliche Brot morgen und übermorgen und immer. Das bedeutet vielmehr: Du mußt den heutigen Tag mit allem, was er bringt, leben, dankbar, tapfer und fröhlich, soweit das angeht. Nur so wirst du dem Leben und damit vor allem dir gerecht. Wenn du voller Angst in die Zukunft starrst und dir vorstellst, was alles passieren könnte, stirbst du vor der Zeit.

Du hast immer im Heute gelebt, hast zwar Vorsorge getroffen für mögliche Notfälle, hast Dich aber nie in Grübeleien verloren: Was wird sein, wenn ... Ich habe mir Deine Mahnung sehr wohl zu Herzen genommen und versucht, danach zu leben, perfekt bin ich in dieser Lebenshaltung leider nicht geworden. Und jetzt erst recht nicht. Denn jetzt muß ich ja bedenken: Was wird, wenn ich krank werde? Zum Beispiel mit den Tieren?

Als ich heute Flaschen in den Container warf, hat mich ein Mann gefragt, ob es mir in der neuen Wohnung gefiele. Auch viel Sonne, was, Frau Pastor? Ich weiß seinen Namen nicht, kenne ihn nur vom Sehen. Die Wohnung ist schön, habe ich geantwortet, aber mein Mann fehlt mir! Uns fehlt er auch, hat der Mann geantwortet und mir zugenickt. Machen Sie's gut, Frau Pastor!

Wenige Worte, sie haben mir gutgetan und haben mich zugleich wehmütig gestimmt. Man vermißt Dich – ich aber sehne mich nach Dir. Meine Klagen werden leiser, dafür intensiver.

Die Wärme lähmt. Moritz ist endlich zur Ruhe gekommen. Er schläft hier im Sessel. Über 30 Grad im Schatten, auch im Haus ist es schlimm warm.

Ich frage mich immer häufiger: Wie lerne ich es, gern allein zu leben – weil eben das Zusammenleben mit Dir wie früher nicht mehr möglich ist? Ist die Konzentration auf mich letztlich gefährlich, weil ich mich selbst zu sehr in den Mittelpunkt stelle?

Die große Inge hat ein Buch geschickt: »Ohne meinen Mann«. Gedanken einer Witwe. Ich finde darin vieles wieder von dem, was ich selbst ähnlich empfinde. So schreibt diese Frau, daß sie fast ein schlechtes Gewissen hat, weil sie nicht in Lumpen geht, sondern sich pflegt. Liebster, ich habe auch oft ein schlechtes Gewissen, dabei weiß ich, daß Du ein Sichgehenlassen meinerseits für schlecht halten würdest. Trotzdem sind da einander widerstreitende Gefühle in mir – Trauer, tief, ganz tief, aber daneben, wenn auch sehr, sehr zaghaft, ein Wille zum Weiterleben. Wie ist beides zu vereinbaren?

Heute morgen hast Du mich zum Schmunzeln gebracht. Ich habe mir auf dem Alten Friedhof gelbe Blumen für Deinen Schreibtisch geholt, da fiel mein Blick auf das Schuppenhäuschen, das Du mit N. aufgestellt hast und das nun kein Mensch braucht. Und was lese ich da in Deiner markanten Schrift, schon etwas verwaschen: Bass uff dein'n Gopp uff! Bisher völlig übersehen, Du weißt ja, daß ich oft blind durch die Gegend laufe. Und nun: Lachen, Schmunzeln und große Wehmut – so etwas schreibt in Zukunft niemand mehr. Heute war es ein lieber Morgengruß von Dir, ein Streicheln, eine Liebkosung – ich bin ganz fröhlich heimgegangen, obwohl die Trauer gleich daneben stand: Nie wieder!

Aber für heute sage ich: Danke!

Da ist mir vorhin beim Kramen Dein letzter Beesenstedter Kirchenbote in die Hände gefallen. Deine Abschiedsausgabe, in der Du der Gemeinde einen kleinen Einblick gibst in die anfänglichen Schwierigkeiten dieses Unternehmens, die erst nach der Wende aufhörten. Ich möchte Dich wieder einmal selbst zu Wort kommen lassen, weil es für andere gewiß interessant ist, zu lesen, mit welchen Problemen Du Dich herumschlagen mußtest, wenn Du der Gemeinde alles Wichtige, was im Laufe eines Monats geschehen sollte, mitteilen wolltest.

Und so zitiere ich einige Abschnitte aus diesem Blättchen:

»...Im Sommer 1979 konnte der erste Beesenstedter Kirchenbote erscheinen. Ich glaube sagen zu dürfen, daß der Bote in vielen Familien gelesen wurde, und zum Teil verließ man sich so auf ihn, daß man manchmal nötige Terminänderungen, die ausgehängt wurden, nicht zur Kenntnis nahm.

Auch war unser ›BKB‹ ein gutes Verbindungsglied zu unseren Partnergemeinden im anderen Teil Deutschlands. Da diese dort die Möglichkeiten der Vervielfältigungen schon damals hatten, haben sie unseren Kirchenboten im Format vergrößert und ihn uns wiedergeschickt. So konnten unsere Schaukästen mit gut lesbaren Aushängen versorgt werden.

Der DDR-Staat war bemüht, die kirchlichen Mitteilungsblättchen möglichst einfach, um nicht zu sagen langweilig erscheinen zu lassen. Wortbeiträge waren unerwünscht und zu mancher Zeit sogar verboten. Zitate aus Büchern durften nur abgedruckt werden, wenn das Buch in der DDR erschienen war. (Aber – war ein Buch in einer Zeit des politischen ›Tauwetters‹ erschienen, hieß das noch lange nicht, daß es bei einer ›Eiszeit‹ nachgedruckt werden durfte. Dazu kam, daß nicht alles, was in Berlin genehmigt worden war, auch in Halle genehm war.)«

Der Weg vom Manuskript im Pfarrhaus bis zum fertigen Kirchenboten war lang. Das Manuskript wurde zur Abteilung Inneres beim Rat des Saalkreises gebracht, dort genau gelesen – wenn der Sachbearbeiter am Sprechtag auch zu sprechen war, sonst eine Woche später. Danach ging es anfangs zur halleschen Druckgenehmigungsstelle im Ratshof, später dann zur Saalkreis-Druckgenehmigungsstelle bei der Abteilung Kultur im Rat des Saalkreises. Dort bekam man den begehrten roten Stempel – wenn die »Zuständige« da war, sonst eine Woche später – und konnte dann endlich zur Druckerei gehen. Nach einigen Tagen und vielen Telefongesprächen erfuhr man dann den Termin der Korrekturlesung, fuhr nach Halle und konnte – wieder eine Woche später – die Kirchenboten abholen …

Es war schon eine »Lust« zu leben, und jeder Kirchenbote war ein Lotteriespiel. Bei vielen Diskussionen »gewann« die Staatsmacht, selten auch mal der Pfarrer. Daß übrigens auch die wohl wirklich harmlosen Kirchenboten von den Mitarbeitern des Ministeriums für Staatssicherheit gelesen wurden – natürlich nur dienstlich! –, erfuhr ich, als ich kürzlich in Halle meine Stasi-Unterlagen bei der Gauck-Behörde einsehen durfte. In meiner Zeit »vor Beesenstedt« hatte ich einmal (mit Erfolg) versucht, die Zensur auszutricksen. Prompt nahm man das dort zur Kenntnis und machte die Sache aktenkundig. Ich las es mit Vergnügen!

Nicht alles war vergnüglich. Aber das ist GOTT SEI DANK vorbei, und heute brauche ich keine Zensur mehr zu fürchten, kein Papierkontingent mehr zu besorgen und keine Fahrten mehr nach Halle zu machen …

Im Pfarrhaus liegen im Archiv Belegexemplare von allen unseren Kirchenboten. Diese 93 »Blättchen« sind ein Zeugnis der Zeit, sie berichten von Freude und Leid, vom Leben der Christen im Sozialismus und in der Zeit danach. Ich freue mich, daß wir dieses gedruckte Wort hatten!

Gestern gegen Abend kam endlich der Regen, von Abkühlung keine Spur, und jetzt knallt die Sonne wieder vom Himmel. Meine Knie tun sehr weh, im Haus kann ich mich einigermaßen schmerzfrei bewegen. Doch auf dem Heimweg von der Kaufhalle wurde es schlimm, jeder Schritt ein Wahnsinnsschmerz.

Nun beschäftigt mich auch die Tatsache, daß plötzlich diese Probleme in den Vordergrund treten. Ich muß mich mit meinen kaputten Knochen beschäftigen und habe doch eigentlich anderes im Sinn. Zum Beispiel die Trennung von Dir!

Ich habe mir einige CD's schicken lassen, Beethoven und Mozart. Höre jetzt ein Klavierkonzert von Mozart. Wenn ich die Augen schließe, fühle ich mich getragen, gehalten, ich weiß nicht von wem. Aber die Tränen sind auch hier nah, alles ist erfüllt von Traurigkeit. Ich lasse mich fallen und hoffe, daß Du mich auffängst. Schon wahr: Der Tod ist am schlimmsten für die, die übrigbleiben.

Ich habe wieder viel gearbeitet, nun bin ich müde. Ich freue mich auf den Augenblick, wo ich mich im Bett ausstrecken, die Augen schließen und an Dich denken kann. Du liegst neben mir, ich höre Dich atmen, ich strecke die Hand nach Dir aus, flüstere Deinen Namen, aber nur Timo drängt sich zu mir, und Krümel stößt seinen Kopf an mein Gesicht ...

Wenn Du noch lebtest, wäre ich glücklich!

Jetzt, ohne Dich, weine ich, stumm, sehnsuchtsvoll ...

Heute kommt Bärbel. Erst aber rette ich mich zu Dir. Um Dir etwas Eigenartiges zu sagen. Abends im Bett versuche ich oft zu beten. Doch über die Worte »Lieber Gott« oder »Lieber Jesus« komme ich selten hinaus. Was soll ich Gott oder Jesus sagen? Daß ich müde und traurig bin, daß ich im Grunde nicht weiterweiß? Das wissen sie. Daß ich mich hilflos fühle, wenn ich an die Zukunft denke, wissen sie auch. Und die Bitte »Hilf, Gott im Himmel« – wird sie gehört? Erhört?

Meine Gedanken gleiten von Gott und Jesus sehr schnell zu Dir. Und da schreie ich wortlos: Hilf, Christof, daß ich nicht untergehe in Trübsal, sondern das Leben jeden Morgen neu wage, mit all seinen Bitterkeiten und Mühseligkeiten! Wer mir die Kraft gibt, morgens aufzustehen und den Tag zu beginnen, ich weiß es nicht. Aber ich beginne ihn und beende ihn in Dankbarkeit, weil ich Dir nähergekommen bin. Und so bist und bleibst DU der Maßstab meines Tuns und Denkens, und Gott und Jesus mögen es mir verzeihen, ich liebe sie durch Dich hindurch, denn ich weiß wohl: Ohne sie falle ich ins Nichts.

Heute Lesung in Merseburg. Katzengeschichten. Ich fürchte mich und will froh sein, wenn ich alles einigermaßen schaffe.

Diese Scheu vor Menschen ist nicht gut. Umgang mit Tieren: ja. Umgang mit Menschen möglichst nicht. Das war früher nicht so, aber früher war vieles anders.

Ich denke: Es ist doch ein eigenartig Ding um die Liebe! Wir sind uns begegnet, und wir hatten beide das sichere Gefühl, aufeinander zugeschoben zu werden, ein Sichwehren hätte nichts genutzt, kam uns auch nicht in den Sinn. Die vielen Jahre haben unsere Liebe nicht abgenutzt, sondern vertieft, erweitert, sie war das Lebensgefühl, das uns getragen hat.

Sei bitte heute nachmittag bei mir, damit ich diese Stunde gut überstehe!

Und Du bist bei mir gewesen, spürbar für mich!

Ach Christof, diese Menschen! Ich hatte wieder einmal befürchtet, es würde niemand kommen, und dann reichten die Stühle nicht. Viele ältere Zuhörer, aber auch jüngere. Und ich habe gelesen und gesprochen wie immer, die Frau P. aus Weißenfels hat mir fünf herrliche Chrysanthemen geschenkt. Sogar während des Lesens habe ich an Dich gedacht, diese Gedanken haben mich getragen. Und viele Gespräche danach – nun blühen die Chrysanthemen an Deinen Bildern!

Gegen 18 Uhr war ich zu Haus und fand einen total frustrierten Moritz vor. Es hat gedauert, ehe er sich etwas beruhigte. Heute abend habe ich eine Lesung in Halle. Und wieder fürchte ich mich ein wenig davor ...

Sag bloß: Weswegen kommen eigentlich so viele Menschen zu meinen Lesungen? Ich bin jedesmal überrascht. Auch gestern in Halle ein volles Haus, ich war aber froh, als ich daheim war. Habe schlecht geschlafen, im linken Bein von der Hüfte aus abscheuliche Schmerzen ...

Ich muß noch einmal auf die Lesungen zurückkommen. Was ist es, das die Menschen veranlaßt, zu mir zu kommen? So gewaltig ist meine Literatur nicht, gerade mal Gebrauchsliteratur für den Alltag. Natürlich kommen viele Ältere, aber auch junge Menschen sitzen da, in Merseburg vor allem. Einer sagte: Bei Ihnen spricht immer das Herz mit! Ist es das? Die Suche nach Harmonie, nach Liebe, dabei wird alles Schwere, Trübe nicht ausgeklammert?

Zuweilen habe ich das Gefühl, daß ich mein letztes Buch über den Tod und das Überleben der Alleingelassenen schreiben werde. Selbst erlitten. Ist das vielleicht das Geheimnis? Daß eigentlich jedes Buch auf irgendeine Weise erlebt und erlitten wurde, nichts konstruiert, nichts zusammengesucht, alles selbst durchgestanden?

Ein strahlender Septembertag, nicht zu warm, gerade angenehm. Er würde Dir gefallen, und Du hättest hier auch noch genug zu tun. Ich habe Dir vorhin die vorerst letzten Dahlien gebracht, sie blühen auf Deinem Schreibtisch.

Als Moritz mittags mit einer Maus heimkam, habe ich ihn noch eine Weile mit dem toten Mäuschen spielen lassen, dann habe ich das Tierchen in die Mülltonne getan und den Kater hochgenommen. Er war damit nicht einverstanden, hat etwa eine Stunde hier Theater gemacht, aber nun schläft er auf der Couch.

Ich höre Mozart-Flötenkonzerte. Mozart tut meiner Seele gut. Eine sanfte Musik, die mich beruhigt. Bach hingegen wühlt mich jetzt auf, er verstärkt meine Trauer und läßt mich Dein Fernsein schmerzvoll empfinden. Also bleibe ich vorerst bei Mozart. Und denke dabei an Dich. Du hast Mozart geduldet, so wie ich Deinen Schütz geduldet habe, ich schreibe bewußt DEINEN Schütz! Du hast diese Musik geliebt, vertontes Evangelium, Du hast mit den Evangelien ganz intensiv gelebt, mehr als ich, ich stehe immer noch am Rande, glaube aber immer stärker an Christus – und weißt Du, warum? Weil Du so ein ruhiges, erlöstes Gesicht gehabt hast, in der Nacht vor einem halben Jahr. Du hast ausgesehen, als seist Du angekommen, aufgenommen, zu Hause.

Jetzt höre ich die Krönungsmesse. Da rinnen wieder die Tränen ...

Ich habe eben bei der Lifta-Firma angerufen. Morgen kommt ein Techniker und schaut sich die Treppe an.

Und das Gute: Ich habe wieder von Dir geträumt, mein geliebter Mann! Ich weiß nicht mehr den Inhalt des Traumes, ich weiß nur, daß Du ganz gegenwärtig warst, daß ich Dich ganz bei mir hatte. Das hat so gutgetan! Wenn ich doch jede Nacht von Dir träumen könnte!

Ach Lieber – was für ein Unheil!

Gestern nachmittag wurde plötzlich mein rechtes Knie sehr dick und tat höllisch weh. Die Schmerzen steigerten sich so, daß ich am Ende nicht aus noch ein wußte. Ich rief meinen Professor an und fragte, ob ich heute kommen könnte. Dann bestellte ich mir eine Taxe für heute früh – und erlebte eine scheußliche Nacht! Im linken Bein Krämpfe, im rechten Knie die Hölle. Erst gegen Mitternacht wurde es etwas besser. Heute hat der Professor viel Blut aus dem Knie gezogen, er meint, nun würde es allmählich kritisch!

Noch nie – seit Deinem Tod – ist mir mein Alleinsein so auf die Seele gefallen, nicht nur Alleinsein, sondern Verlassenheit. Kein Mensch da, der mir helfen könnte, beinahe schreiend bin ich die Treppe auf dem Hintern runter- und auch wieder hochgerutscht.

Zum Glück kommt heute der Techniker von Lifta. Wenn ein Einbau möglich ist, laß ich es machen. Eine kleine Hilfe ...

Der Lifta-Mann war da. Wir haben alles perfekt gemacht. Mitte November bekomme ich das Ding. Kostenpunkt: 20000 Mark! Das hat mich fast umgehauen, beinahe hätte ich alles wieder rückgängig gemacht, aber dann warst sogleich Du in meinen Gedanken, ich wußte, daß Du den Einbau geplant hattest, nun krieg ich also den Lifta. Es wird Zeit, ehrlich. Beim Treppensteigen knackt es im linken Knie laut bei jedem Schritt, und mit dem rechten Knie muß ich überaus vorsichtig sein ...

Das wird heute wieder ein Sonnentag.

Gestern blieb es den ganzen Tag über trüb. Vielleicht war ich deswegen so depressiv. Jetzt ist die Morgenarbeit getan, ich bin zum ersten Gespräch hier bei Dir.

Du – als ich gestern auf der Couch saß, den müden Moritz neben mir, sah ich zufällig zum Bücherschrank. Und sah: So willkürlich, so ungeordnet, wie ich die Bücher nach dem Umzug hineingestellt habe, stehen sie noch!

Wie ich mich kenne, bleiben sie so bis zu meinem Tode stehen.

Ein Sinnbild: Dieses halbe Leben bleibt ungeordnet, weil Deine Hand, Dein Dasein keine Ordnung mehr schaffen können, auch nicht von der anderen Seite aus.

Bist Du jetzt mein Engel? Dann hast Du eine große Aufgabe: zu verhindern, daß ich in Selbstschmerz versinke. Ich muß und will an meiner Hoffnung festhalten, das Leben allein zu packen und Dich auf der anderen Seite wiederzufinden. Diese Hoffnung trägt mich – zumindest heute – durch die Stunden.

Jetzt, etwas später, ein Grund zum Schmunzeln. Herbstzeit, das war zu Deinen Lebzeiten immer auch die Zeit der Nüsse! Weißt Du noch, wie Du jeden Morgen in den Garten gegangen bist und Nüsse aufgesammelt hast? Deine Hände sahen böse aus, wir bekamen sie kaum sauber, der Saft der Schalen färbte die Finger dunkel. Und dann wurden die Nüsse auf den großen Sieben in der Pfarrklause getrocknet, im Winter saßest Du nachmittags oft an Deinem Schreibtisch und knacktest eine Schale voll auf.

Jetzt hängen vom letzten Jahr noch 3 Säcke voller Nüsse auf dem Boden. Ich weiß nicht, ob ich mich in diesem Herbst dort beim Nußbaum nach einer Nuß bücken werde. Ich weiß es noch nicht …

Jetzt ist es Abend. Moritz liegt unten im Eßzimmer, die beiden anderen sind glücklich, daß ich wieder sichtbar bin für sie. Kleine, bescheidene Freude für mich. Nachher werden sie neben mir liegen, teils auch in Deinem Bett, ihren Atem kann ich hören, ihre Bewegungen spüren, ich bin nicht allein.

Ich sitze hier in Deinem Zimmer. Die gelben Chrysanthemen leuchten im Licht der Lampe. Du hättest Dich hier wohlgefühlt! Ich fühle mich hier auch wohl, wie sich eben ein halber Mensch wohlfühlen kann. Und nun sage ich Dir gute Nacht, und ich bitte Gott, daß er Dich als meinen Engel zu mir schicken möge. Amen.

Nachmittag. Wieder einmal habe ich mir die Wand in unserem alten Haus angesehen. Sie sieht schlimm aus, man schaut jetzt gradewegs nach draußen, große Steinbrocken liegen im Zimmer herum.

Ach, da tut das Herz weh! Unser schönes Zuhause! Wie sind wir glücklich gewesen in den alten Mauern. Jetzt stehe ich frierend in den kahlen Räumen – nie ist mir die Vergänglichkeit all unseres Tuns so bewußt geworden! Ich gehe kaum noch hinüber. Sehe Dich trotzdem durch das Haus gehen, am Schreibtisch sitzen, sehe mich in der Küche hantieren und uns beide im Wohnzimmer – und nun Leere und Öde und kein Hauch von Leben.

Dich hat Gott ganz brutal aus dem vollen Leben genommen, das ist schlimm und überaus hart gewesen.

Mich läßt er spüren, wie das Leben zwischen den Fingern zerrinnt, wie es weniger wird, schmalbrüstiger, schwieriger. So daß man das Ende beinahe herbeisehnt!

Gott tut nichts ohne Grund. Dich wollte er bei sich haben, vielleicht solltest Du das Elend mit dem Haus und der Gemeinde nicht hautnah erleben. Und ich soll schreiben – anders kann ich es mir nicht erklären. Schreiben über dieses halbe Leben und wie man es bestehen kann. Trotz allen Schmerzes.

Ist es so? Dann möge mir Gott auch die Kraft dazu geben. Ohne seine Kraft und Deine Hilfe schaffe ich es nicht.

Heute war der Lifta-Mann noch einmal da, es wird schwierig mit dieser Treppe. Aber irgendwie werden sie es schaffen. Ich freue mich darauf, das Treppensteigen wird immer mühseliger.

Gesetzt den Fall, eine Fee würde mir die Erfüllung eines Wunsches zugestehen: Weißt Du, was ich mir wünschen würde? Daß ich mit Dir, meinem Liebsten, zusammen hätte sterben dürfen. Darüber würde ich gern ein Märchen schreiben, vielleicht tu' ich es auch. Denn diese Trennung durch den Tod ist so schwer und überhaupt nur zu ertragen durch die Hoffnung eines Wiedersehens drüben in der anderen Welt. Bis daß der Tod euch scheidet – welch brutale, harte Aussage bei jeder Trauung. Und jedes Paar denkt: Nun ja, irgendwann, aber noch lange nicht ... Aber das Ende kommt unausweichlich, und es kommt meist zu früh.

Bei uns ist es viel zu früh gekommen!

Sonntag ist Erntedankfest. Was waren das bei uns für schöne, fröhliche Feste! Eröffnung des Basars, nach dem Gottesdienst Kuchenstube und Kaffee im Pfarrhaus, die Frauen hatten stets die besten Kuchen und Torten gebacken, ich verbrühte meist 2 Pfund Kaffee, Leben war zu spüren, Freude auch, man saß eine Weile beisammen und unterhielt sich mit Freunden, man war plötzlich zu einer Familie geworden – Glieder eines Leibes, und das Haupt ist Jesus Christus! Du hast dieses Fest auch geliebt. Erntedank. Nun ist Dein Leben zur Ernte vollendet worden, und ich danke Gott, für Dich und für Deine Liebe, und ich halte Dich fest – ach, warum nur hat mich keine Fee nach einem großen Wunsch gefragt? Dann hätte der Tod uns nicht trennen können, auch nicht vorübergehend. Dann wäre ich jetzt und für immer bei Dir ...

Tag der Einheit. Trotz aller Unvollkommenheit und Zwiespältigkeit sind wir dankbar für diese Einheit, was wäre aus uns sonst geworden? Daß noch so vieles nicht perfekt ist – wen wundert das nach diesen langen, bitteren Jahren der Trennung?

Weißt Du, was ich heute morgen getan habe? Nüsse ausgepellt! Deine Arbeit all die Jahre davor. Ich wollte ja eigentlich keine Nüsse aufheben in diesem Jahr, es ist unter den Bäumen nicht gemäht worden. Aber gestern kam der erste Herbststurm, und da konnte ich es nicht lassen: Ich mußte hinübergehen und Nüsse aufsammeln, eben habe ich sie ausgepellt und auf den Boden zum Trocknen gebracht. Und bei jedem Handgriff habe ich an Dich gedacht, was hattest Du für eine Freude über jede Nuß, manchmal kamst Du strahlend mit einem gefüllten Eimer heim, dann wieder hattest Du nur wenige Nüsse gefunden, aber auch dafür warst Du dankbar. Und ich war dankbar, wenn Du wieder eine Menge geknackt und damit die Glasschale gefüllt hattest. Da brauchte ich nur zuzulangen, sie schmeckten herrlich. Jetzt suche ich den Nußknacker – wohin hast Du ihn gelegt?

Der Sturm hat nachgelassen. Ich habe im Garten aufgeräumt, die Stühle zusammengesucht und weggestellt, der Herbst ist da, man kann es nicht mehr übersehen.

Nachher will ich versuchen, das Märchen aufzuschreiben. Noch läßt es sich nicht fassen, ich will es aber fassen, es soll ein Gruß sein für Dich über die unsichtbare Schranke hinweg, die uns trennt.

* * *

Das Märchen vom grossen Wunsch

Es waren einmal ein Mann und eine Frau, die liebten sich über alle Maßen. Sie lebten viele Jahre in Eintracht und Fröhlichkeit zusammen, und je länger sie beieinander waren, desto mehr hatten sie das Gefühl, zu einer Einheit zusammenzuwachsen. Was der eine von ihnen fühlte, fühlte der andere auch, was der eine von ihnen dachte, dachte auch der andere. Der liebe Gott, so sagten sie zuweilen zueinander, hat uns beide fest zusammengeschmiedet, und das ist das größte Glück, das uns widerfahren ist.

Sie waren fleißig, sie litten keine Not, aber Reichtümer häuften sie nicht an, nach Reichtümern stand ihnen auch nicht der Sinn. Was sie zum täglichen Leben brauchten, besaßen sie, nach mehr verlangten sie nicht. Sie wollten nur beisammen sein und sich von Herzen liebhaben.

Nun geschah es, daß sie eines Tages von einer fremden Frau Besuch erhielten. Es war an einem dieser milden, sonnenverhangenen Septembertage, in denen der Wind den Atem anhält und der liebe Gott sein Lächeln über die Erde schickt. Der Mann und die Frau saßen im Garten, still, glücklich, sie genossen den Frieden ringsum.

Da setzte sich die Fremde zu ihnen, sah sie freundlich an und sagte, daß sie ihnen einen Wunsch erfüllen würde, weil sie Gefallen an ihnen fände. Was wohl würden sie sich wünschen?

Der Mann und die Frau hoben ein wenig ratlos die Schultern, weil sie eigentlich ohne Wunsch waren. Endlich sagte die Frau: Daß wir noch lange beisammen sein dürfen ...

Die Fremde lächelte und nickte und antwortete: Das sei Euch wohl gewährt.

Und fort war sie – hatte der leichte Wind sie davongetragen?

Die Jahre vergingen, die Liebe zwischen dem Mann und der Frau wurde tiefer und größer und trug sie durch die Tage.

Aber dann geschah es, daß der Mann sehr krank wurde. Nun gesellte sich zu ihrem Glück die Sorge, doch die Liebe trug sie auch über diese Not hinweg – noch haben wir uns, sagten sie zueinander, und Gott möge uns noch lange beisammen lassen!

Wer aber kennt sich in Gottes Plänen aus?

Eines Nachts starb der Mann plötzlich, und die Frau saß neben ihm und begriff nicht, daß er von ihr fortgegangen war und sie allein zurückgelassen hatte. Sie weinte und klagte, doch weder Tränen noch Klagen brachten ihr den geliebten Mann zurück. Sie mußte fortan allein und als halber Mensch leben, und das fiel ihr bitterschwer.

Als wieder einmal der September gekommen war mit seiner milden Wärme und seinem dunstverhangenen Sonnenlicht, saß die Frau auf der Bank, wo sie oft mit ihrem Mann gesessen hatte, und sie weinte, weil die Traurigkeit sie niederdrückte.

Da setzte sich plötzlich die Fremde, die schon einmal vor Jahren bei ihnen gewesen war, zu ihr, sah sie wiederum sehr freundlich an und sagte:

Ich habe Euch damals nach einem Wunsch gefragt, den ich Euch erfüllen wollte. Ihr wünschtet Euch, lange beisammen bleiben zu können. Dieser Wunsch wurde euch erfüllt. Wenn ich dich aber heute nach einem Wunsch fragen würde – was würdest du dir heute wünschen?

Die Frau überlegte nicht lange. Daß man zusammen sterben darf, antwortete sie.

Die Fremde nickte.

Ich habe mich gewundert, sagte sie, daß sich dies bisher niemand gewünscht hat. Der Tod – so denkt man – ist fern, wenn das Leben prall gefüllt ist. Zu spät begreift man, wie nah und gegenwärtig er ist. Doch sei getrost: Einmal werdet ihr wieder beisammen sein, und dann ist aller Trennungsschmerz vergessen.

Wann wird das sein? fragte die Frau leise.

Wenn Gott es will, antwortete die Fremde und verschwand.

Lange saß die Frau auf der Bank. Die Septembersonne wärmte sie, es war ihr trotzdem kalt, und die Sehnsucht nach ihrem Mann drückte ihr beinahe das Herz ab.

* * *

Erntedanktag!

Ich denke an die vielen Jahre, in denen wir ein wirkliches Erntedankfest gefeiert haben. Und ich frage mich, wofür ich in diesem Jahr danken könnte. Und weiß sogleich, daß kein Dank möglich ist, sondern nur bittere Klage, Anklage auch …

Herr, mein Gott, warum hast Du mir den liebsten Menschen so jäh genommen? Warum hast Du mir Einsamkeit und Alleinsein auferlegt als schwerste Last in meinem Leben? Warum hast Du diese Bitterkeit nicht abgewendet, warum hast Du uns beide nicht beisammen gelassen? Wo bist Du, Herr, wo finde ich Dich in meiner Verlassenheit? Welchen Sinn hat mein Leben noch, und woher kommt mir die Kraft, jeden Tag zu überstehen?

Ich klage, ich weine, es gibt Stunden, in denen ich nicht weiterweiß. Doch trotz dieser Müdigkeit und Bitterkeit hin und wieder

der Gedanke: Mein Liebster ist angekommen, er ist da, wohin er gelangen wollte. Grund zum Dank?

Für ihn ja. Für mich Klage. Ein ständiges Auf und Ab der Gefühle. Es könnte so schön sein, wenn ...

Herr, mein Gott, ich bitte Dich um Kraft und Mut zum Weitermachen. Bis ich getan habe, was Du von mir erwartest. Laß mich erkennen, was Du erwartest – und nimm mich dann zu Dir. Denn bei Dir ist mein Liebster, und bei Dir finde ich ihn wieder ...

Aber Dank an diesem Tag? Dank für die Gaben dieses Jahres?

Nein!

Das habe ich eben geschrieben. Und plötzlich bin ich ruhig, auf eigenartige Weise getröstet. Ich spüre, daß Du bei mir bist, daß mich Deine Liebe umgibt.

Und ich schlage die Bibel auf, einfach so, und ich lese bei Paulus: Gelobt sei Gott, der Vater unseres Herrn Jesus Christus, der Vater der Barmherzigkeit und Gott allen Trostes, der uns tröstet in unserer Trübsal, damit auch wir trösten können, die in allerlei Trübsal sind, mit dem Trost, mit dem wir selbst getröstet werden von Gott.

Ist das nun auch ein Trost für mich? Ein Hinweis darauf, was ich tun soll – ohne Dich und doch mit Dir? Über diese harte Zeit des Alleinseins zu schreiben, ehrlich, aufrichtig?

Eine harte Arbeit. Und nur zu bewältigen, wenn Du bei mir bleibst.

Vor mir liegt ein Gedicht von der Kaschnitz:

Die Mutigen wissen,
daß sie nicht auferstehen,
daß kein Fleisch um sie wächst
am Jüngsten Morgen,
daß sie nichts mehr erinnern,
niemandem wiederbegegnen,
daß nichts ihrer wartet,
keine Seligkeit,
keine Folter.
Ich
bin nicht mutig!

Ich bin auch nicht mutig. Halte mich, damit ich den Tag überstehe und alle, die noch folgen.

Erster dichter Nebel – nun strahlende Sonne. Und vor 31 Jahren ist mein Vater gestorben. Wie ich auch diesen Menschen vermisse! Er starb morgens beim Rasieren, ich war mit der Schulklasse beim Schwimmen, als ich heimkam, lag er tot auf der Couch, und Mutter war verzweifelt. Abends zuvor hatte sich Vater noch lieb von mir verabschiedet und mir für alles gedankt – ob er etwas gespürt hat?

Es ist einer dieser traumhaften Oktobertage, die ich so liebe. Auch vor 31 Jahren war es so. Warm, aber nicht heiß. Ich werde mich noch eine Weile hinaussetzen, abends gehe ich zur Landeskirchlichen Gemeinschaft, und Du immer dabei!

Mein Liebling, als ich gestern abend in unser altes Haus kam, hat es mir einen Stich ins Herz gegeben. Man saß schon im kalten Gemeinderaum beisammen, der Prediger und mit mir 5 Gemeindeglieder, aber alles stand offen: die Tür zum Keller, zur Heizung, zum Keller mit der Säule, Gemeinderaum, Haustür – ich habe schnell alles zugemacht, der Katzen wegen, die natürlich von hier mit hinüberkamen. N. hat dann den Strahler angemacht, so wurde es etwas warm. Alles so lieblos und leer und kalt – ich denke, auch die Gemeindeglieder spüren allmählich, daß es früher anders gewesen ist.

Die Stunde dort hilft mir nicht, aber ich gehe nun immer hin, ein Hauch von Gemeinschaft umgibt mich, Du bist auch da, ich sehe Dich neben mir sitzen und manchmal etwas schmerzhaft das Gesicht verziehen, wenn die Sprache gar zu fromm wird – ich soll zur Adventsfeier lesen, da lese ich Deine Letzte Predigt, die mir kürzlich in die Hände fiel, dann bist Du für alle gegenwärtig.

Vor einem Jahr sind wir um diese Zeit nach Meransen gefahren. Schon ein Jahr, erst ein Jahr. Traumtage, in die ich mich zurückstehle, da bist Du, immer Du – und wo bist Du jetzt?

Wie eng, wie schmalbrüstig ist mein Leben geworden. Wie ganz konzentriert auf dieses Haus, äußerlich – und innerlich auf Dich.

Immer bin ich auf der Suche nach Dir, warte, daß Du wieder durch die Tür kommst und mich küßt, eine Balance am Abgrund, weil Du nicht mehr kommst. Wie sagt man so gedankenlos dahin: Die Zeit heilt alle Wunden! Schon möglich, aber diese tiefe Wunde, die Dein Tod mir versetzt hat, heilt nie.

Ich höre Händel. Das ist auch Deine Musik gewesen. Sitzt Du hier in Deinem Sessel, und ich sehe Dich nur nicht? Hilfst Du mir durch die Stunden? Ich will es glauben und mich daran festhalten.

Ein Leben in diesem kleinen halben Haus – das ist ein Leben nach innen, ein Leben zur Tiefe hin, ohne Ablenkung, es sei denn, daß die Katzen mich zum Lachen oder zum Ärgern bringen. Ein Leben zu Dir hin …

Das muß ich Dir noch sagen: Wenn ich mich einmal ganz zufällig im Spiegel sehe, erschrecke ich jedesmal. Da sieht mich eine alte Frau an, ein müdes, faltiges Gesicht, Trauer in den Augen, manchmal erkenne ich mich nicht einmal und denke: Wer ist denn das? Ein gezeichnetes Gesicht, aus dem alle Fröhlichkeit gewichen ist, aber kein hartes, kein verbittertes Gesicht. Und die Augen immer voller ungeweinter Tränen. Die Sehnsucht in ihnen erkennst nur Du!

Heute früh habe ich in der Mappe gekramt, die Du mit allerlei Kritiken über mich angelegt hast. Vieles habe ich durch den Reißwolf geschickt, wer interessiert sich noch dafür. Aber Du hast in dieser Mappe auch Fotos aufgehoben, darunter ein schönes Foto von Dir. Du schaust Du mich so lieb an, Dein Gesicht ist ernst, auch schon ein wenig gezeichnet vom Kummer, den Dir die Trotha-Geschichte bereitet hat, aber Deine Augen schauen so voller Liebe, daß ich einfach den Blick nicht fortnehmen kann. Ich habe das Foto hier auf Deinen Schreibtisch gestellt zu den anderen Fotos, nun bist Du noch mehr bei mir. Wenn das überhaupt möglich ist!

Ich habe in der erwähnten Mappe auch ein paar Seiten gefunden, die ich vor Jahren schreiben mußte. Ich über mich. Da steht ein Satz, der mich beim Lesen etwas erschreckt hat. Da heißt es: »Leben – das ist: offen sein für alles, was der Tag bringt, bereit sein, alles, vom Fröhlichen bis zum Leidvollen, dicht an sich herankommen zu lassen. Es gilt kein Verschließen, kein Sichbewahren, es gilt keine Flucht in eine Scheinwelt, die mit der Wirklichkeit nichts zu tun hat ...«

Du fragst, warum ich erschrocken bin? Weil diese Offenheit mir seit Monaten das Leben so schwer macht! Das habe ich damals nicht geahnt. Offen sein für die Erfahrung, die Dein Tod für mich gebracht hat: für die unwahrscheinliche Härte dieses Abschieds, für die Schwere der Trauer und für die große Mühe, trotz allem jede Stunde zu leben, im Wissen um die Endlichkeit jeden Tuns. Denn dies ist wahr: Ich bin ganz offen gewesen für den Schmerz, ich bin vor ihm nicht geflohen, ich habe ihn in mich hineingelassen und trage ihn seither durch die Stunden, keine Flucht, sondern Standhalten und Aushalten, ohne Verbitterung, darauf kommt es an.

Erwähnenswert vielleicht auch der letzte Absatz in jenem Artikel. Da heißt es: »Ein Atemholen draußen im Garten – ein Spaziergang am Fluß entlang mit dem Hund – eine kleine Handarbeit – ein Lauschen auf den Gesang der Vögel, morgens, wenn die Dämmerung noch grau und farblos ist – ein Blick in Augen, die mir gut sind – hin und wieder ein Wort, das ich lese und mit mir nehme und nicht vergesse: erst dies gibt mir die Fähigkeit, jeden Tag erneut anzunehmen mit allem, was er bringt, mich ihm zu stellen und nicht vor ihm zu fliehen. In ihm ein großes, unbegreifliches Geschenk Gottes zu sehen, mit dem ich gewissenhaft und verantwortungsvoll umzugehen habe ...«

Ein Geschenk Gottes?

Kann ich das heute noch sagen? Nachdem Gott Dich mir genommen hat?

Ich weiß es nicht. Nur dies weiß ich: daß ich auch mit den Tagen, die mir noch bleiben, gewissenhaft und verantwortungsvoll umgehen muß, so schwer mir das fallen mag.

Gestern rief die große Inge an. Ein ruhiges, liebes Gespräch. Sie erzählte von einer Frau, die ein schweres Schicksal hat – der Sohn krebskrank von Kindheit an, als er erwachsen ist, hofft man, er sei geheilt – und dann ist er tot, Verkehrsunfall. Und die Mutter sagt:

Nun ist mein Sohn ganz bei mir, mir ist, als sei er mir allein geschenkt worden …

Darüber habe ich nachts nachgedacht. Bist Du mir geschenkt worden? Ich denke, wir haben schon zu Deinen Lebzeiten gewußt, daß wir einander geschenkt worden sind – und daß Du jetzt bei mir bist, weiß und fühle ich.

Heute vormittag hast Du mich wieder einmal fast zum Lachen gebracht. In der Kaufhalle lagen herrliche große Sellerieköpfe. Ich bin daran vorbeigegangen – Du hast Sellerie nicht ausstehen können! –, aber dann bin ich kurzentschlossen zurückgegangen, habe 2 Köpfe gekauft, einer kocht unten vor sich hin. Selleriesalat – welche Köstlichkeit! Dir wurde schon bei dem Wort übel, deshalb gab es Sellerie nur in der Suppe, da störte er Dich nicht. Nun mache ich mir einen Selleriesalat – ich denke, Du erträgst es mit einem kleinen Lächeln.

Auf Inge G. freue ich mich heute. Mit ihr kann ich über vieles sprechen, über alles, was Glaube, Gott und Tod betrifft. Mit der großen Inge kann ich auch darüber sprechen. Sie fragte, wie mein Leben jetzt aussähe. Ich antwortete: Ich bin gern allein, ich lebe ganz nach innen.

Das habe ich spontan gesagt. Später habe ich darüber nachgedacht. Nach innen leben! Das bedeutet, daß ich keine Ablenkung brauche, vielmehr Besinnung auf Gewesenes und Hoffnung auf Künftiges.

Ich habe Inge gefragt, warum Gott manchen Menschen soviel Schweres auferlegt. Also kein »lieber Gott«, kein »allmächtiger Gott«?

Sie hat geantwortet, daß sie ebenfalls Schwierigkeiten mit diesem Begriff habe. Aber Rembrandt habe Jesus gemalt, da sitzt er ganz still und ernst, und sie sagt: Wie unser Bruder! Und eben daran hält sie sich, und daraus gewinnt sie Hilfe und Trost.

Mein Bruder in der Freude und im Leid …

Sonntagmorgen. Ich sitze an Deinem Schreibtisch und höre die geistliche Musik, Schütz und Bach. Eine stille Stunde. Ich bin ganz bei Dir, und Du bist bei mir. Dazu Dein Bild. Viel Liebe schaut mich an über die unsichtbare Grenze hinweg.

Vor ein paar Tagen habe ich alte Geschichten von mir herausgesucht. Für die nächste Lesung. Da fand ich eine Erzählung, geschrieben 1982, also schon in Beesenstedt. »Die Inschrift über dem Taufbecken«. Eine Geschichte zum Ewigkeitssonntag. Eine gute Geschichte. Ich werde sie lesen und dabei wissen, daß ich heute über den Tod wohl mehr sagen kann als damals.

Eine andere Geschichte: »Spätes Glück in der Sonnenstraße«. Die Geschichte einer alten, einsamen Frau, die sich fremden Kindern zuwendet. Gut gedacht, aber das kann ich nicht. Das würde mich von mir selbst fortführen. Mir bleibt die erfüllte Stille hier, erfüllt von Dir und vielleicht auch von Geschichten, die ich noch schreiben kann, wenn Du sie mir eingibst.

Ein stiller Arbeitssonntag. Paß auf, daß Segen auf allem liegt, Du mein Engel!

Denk Dir, ich habe heute endlich wieder von Dir geträumt! Einen wunderschönen Traum, an den ich mich im einzelnen nicht mehr erinnere. Es ging um ein Haus, in das es regnete, auch in unsere Wohnung regnete es. Wieso, weiß ich nicht. Aber ich weiß: Du warst da, wieder einmal der Ansprechpartner für alle – und dann nahmst Du mich fest in Deine Arme und küßtest mich lange und innig, und ich spürte Dich und sah Dich, immer wieder hielt ich mich an Dir fest und verlangte nach Zärtlichkeit. Später sah ich Dich dann auf der Gartenliege ruhen, Du hattest das blaue Hemd an, das Dir so gut stand. Du lagst auf der Seite und schliefst, und ich sah zu Dir und dachte: Wie ich ihn liebe ...

... und davon erwachte ich. Anfangs begriff ich nicht, daß alles nur ein Traum gewesen war, ich wurde darüber aber nicht traurig, sondern tief dankbar. Du bist bei mir gewesen, ich habe Dich umarmen können und Deine Küsse gefühlt – Traum, ja, aber ein Traum, der mir diesen Nieseltag erträglich macht. Nein, ich bin nicht allein, Du bist bei mir, und in Sternstunden spüre ich Deine Gegenwart ganz deutlich. Mögest Du bald wieder zu mir kommen, Du mein ferner, naher, geliebter Mann!

Unsere Enkelin hatte gestern Geburtstag. Abends rief sie an, dankte für meinen Brief, wollte wissen, wann ich komme. Ich habe mich wieder herausgeredet, ich möchte gar nicht fahren. Ich will nicht aus dieser Umgebung fort, in der Du gegenwärtig bist, nicht einmal für ein paar Tage.

Der erste Frost in der Nacht, nun wieder Sonne, aber kalt. Der Winter ist nicht mehr fern. Der erste Winter ohne Dich. Ich werde ihn überstehen, wie ich den ersten Sommer ohne Dich überstanden habe.

Wieder eine kalte Nacht, beinahe 4 Grad unter Null. Als ich Moritz hinausließ, saßen 7 Katzen hungrig und frierend vor der Tür. Ich habe sie gleich gefüttert – wie werden sie durch den Winter kommen?

Jeden Nachmittag zünde ich hier im Wohnzimmer die große Kerze an, die auf dem eisernen Leuchter steht, den Du mir geschenkt hast. Manchmal auch noch eine Kerze auf dem Fernseher. Ein Licht für Dich und eins für mich, ein zarter, stiller Gruß zu Dir hin. Immer die Gedanken, die Dich suchen, die Dich finden wollen, allein dadurch werden die Tage erträglich.

Irgendwo las ich den Satz: Kein Tag ist verloren. Eine Behauptung, die so unbegründet eigentlich nicht stehenbleiben kann. Für mich muß ich diesen Satz erweitern: Kein Tag ist verloren, den ich voller Liebe zu Dir beginne und beende, an dem ich Dich fest in meinen Gedanken habe und bewußt zu Dir hinlebe und an dem ich Gott bitte, Dich und auch mich zu behüten und durch allen Kummer hindurchzutragen. Und weiter: Kein Tag ist verloren, den ich nach innen lebe, denn tief in mir bist Du.

Ein ganz stiller Tag. Kein Besuch, nur ich und die Tiere und Du. Immer Du!

Als ich eben Deinen Schreibtisch ein wenig aufräumte, fiel mir ein Gedicht von Rose Ausländer in die Hand, das mir die große Inge geschickt hat:

Ein Engel in dir
freut sich über dein
Licht,

weint über deine Finsternis.
Aus seinen Flügeln rauschen
Liebesworte,
Gedichte, Liebkosungen.
Er bewacht deine Weg.
Lenk deinen Schritt
engelwärts.

War das wieder ein Zeichen von Dir, daß ich dieses Gedicht gerade jetzt wieder lesen mußte? Jetzt, wo ich spüre, wie die Traurigkeit wieder von mir Besitz ergreifen will? Ein Zeichen, daß Du, mein Engel, meine Finsternis nicht willst?

Dann gib mir auch die Kraft, mit der Trauer zu leben und zugleich mit der großen Hoffnung, Dich auf der anderen Seite wiederzufinden.

Ja, lenk Du meinen Schritt engelwärts. Vielleicht, daß dieser Tag dann doch noch gelingt!

Dies ist heute wettermäßig so ein Tag wie die Tage in Meransen letztes Jahr. Ich bin so dankbar, daß uns diese Tage dort geschenkt worden sind. Die schöne Natur, die Sonne – und immer Du!

Schatz – wir haben einen Lifta! Das Ding ist eingebaut und funktioniert – eine Pracht. Obwohl ich ihn zur Zeit nicht brauche, aber das kann sich schnell ändern. Du würdest Dich freuen, nein: Du freust Dich mit mir! Nun bin ich in unserer Wohnung noch etwas sicherer.

Die Miezen allerdings sind äußerst mißtrauisch. Das wird sich noch geben.

Vorhin habe ich Frau B. getroffen, sie war früher auch im Frauenkreis. Erschrocken über ihr Aussehen habe ich sie angesprochen – ach, Christof, was habe ich da hören müssen! Der Mann hatte ein schlimmes Knie, Wasser, es wurde punktiert, dabei kam es zu einer Infektion. Wieder punktiert, und nun ist der ganze Körper vergiftet. Er liegt schon die 4. Woche im künstlichen Koma, es besteht immer noch Lebensgefahr.

Ich habe nicht viel sagen können. Worte sind zu armselig bei solchem Leid.

Und nun frage ich mich: Dein Tod so jäh und plötzlich, hier das schlimme Leiden – was ist besser, wenn hier dieses Wort überhaupt gebraucht werden kann? Wieder ist es eine Frau, die da hilflos am Krankenbett steht, die durch die Hölle der Angst geht und vielleicht – wie ich – in die Einsamkeit fällt.

Einer bleibt immer übrig, wenn nicht die Gnade geschenkt wird, gemeinsam sterben zu können.

Uns ist diese Gnade nicht widerfahren ...

Ich war mit Ute auf dem Friedhof. Dein Grab ist gut in Ordnung. Sogar schon eingedeckt. Ich habe Waldsträuße daraufgelegt, auch bei M. Und habe dagestanden, wieder ohne Tränen, kalt bis ins Herz. Da soll mein geliebter Mann liegen? Nein, er ist in mir, da hat er es warm, da ist er geborgen, da ist er daheim!

Seit ein paar Tagen macht mir mein Rücken zu schaffen, Schmerzen in der Lendenwirbelsäule und dann links abwärts bis zur Ferse. Nachmittags gestern hatte ich eine Lesung in Wallwitz, ich habe sie mit Mühe und vielen Tabletten überstanden. Heute früh hat mir die Ärztin 2 Spritzen gegen die Schmerzen verpaßt, ob sie nützen, weiß ich noch nicht. Montag endlich habe ich einen Termin bei einem Orthopäden, wie ich es bis dahin schaffe, muß ich sehen.

In solch extremen Situationen leide ich besonders unter dem Alleinsein. Keine Hilfe, kein Zuspruch. Abends ein Anruf vom Jüngsten, er merkte gleich an meiner Stimme, daß nicht alles in Ordnung ist. Schon dieses kurze Gespräch hat ein wenig geholfen.

Du fehlst nun besonders, mit Dir wäre alles leichter. Hilf auf Deine unsichtbare Weise. Arthrose – daran stirbt man nicht! Daran leidet man nur!

Ich mache eine seltsame Erfahrung an mir: Wenn die Schmerzen so heftig sind, kann ich im Grunde nichts denken, dann bin ich ihnen hilflos ausgeliefert. Dir schicke ich nur stumme Hilfeschreie, mehr nicht. Der Schmerz ist wie ein Sumpf, er verschlingt mich, am Ende weiß ich nicht weiter als: Ich halte es bald nicht mehr aus! Dabei hält ein Mensch soviel aus, nicht wahr? Sogar Deinen Tod!

Morgen habe ich endlich den Termin beim Facharzt. Ob er helfen kann?

Das wird gottlob endlich wieder ein normaler Tag. Die Schmerzen bewegen sich im Erträglichen, ich habe den Haushalt in Ordnung gebracht, die Tiere versorgt, eingekauft, kurz, alles, was in den letzten Tagen liegengeblieben ist. Und ich habe mich auch wieder etwas gefangen, gestern war ich doch ziemlich down. Obwohl mir der Arzt nicht viel Neues gesagt hat! Aber es eben noch einmal ganz klar und deutlich zu hören und es dann erneut zu verkraften ist nicht einfach.

Der Befund: Rechte Hüfte und rechtes Knie total kaputt, linke Hüfte und linkes Knie »nur« kaputt, Bandscheibenvorfall in der Lendenwirbelsäule.

Also? Also hat er nahe der Wirbelsäule gespritzt, in zwei Wochen noch einmal. Und jeden Tag muß ich radfahren auf Deinem Trainer, wie gut, daß ich ihn behalten habe!

Ich habe heute erstmals wieder gekocht, und es hat mir geschmeckt. Und ein Glas Wermut hat mir auch geschmeckt. Es geht wieder aufwärts mit mir!

Stell Dir vor: Moritz liebt die Musik! Wenn ich hier sitze und schreibe, lege ich oft eine CD auf – dann legt sich Moritz genüßlich in den Sessel und pennt!

Wie klein ist doch mein Lebensraum geworden! Wie beengt und doch – wie reich, weil Du darin lebst und gegenwärtig bist. Auch gerade dann, wenn es mir nicht gut geht …

Immerzu die gedankliche Beschäftigung mit dem Thema Tod! Ich denke oft an meine Mutter, sie hat sich nach dem Tod gesehnt, sie hat ihn nicht gefürchtet. Er war für sie eine Erlösung, wie sicher für viele alte Menschen! Wie gut ich sie jetzt verstehe!

Hier ist das Ergebnis einer schlaflosen Nacht:

* * *

Der alte Mann

Der alte Mann dort im Bett an der Wandseite des Krankenzimmers hat die Augen geschlossen. Es scheint, als würde er schlafen. Er schläft aber nicht, er spricht vielmehr lautlos und ohne die Lippen zu bewegen mit dieser Gestalt, die am Fußende seines Bettes sitzt, den Umrissen nach ein Mann in mittleren Jahren, das Gesicht wie hinter einem Schleier verborgen.

Bist du endlich gekommen, sagt der Alte leise vor sich hin. Wie lange habe ich schon auf dich gewartet, wie oft habe ich schon nach dir gerufen, aber du hast dich nie gezeigt.

Ich hatte zu tun, antwortete die Gestalt. Und du warst noch nicht an der Reihe.

Der Alte blinzelt, er möchte die Gestalt deutlicher erkennen. Kaum aber hat er die Augen geöffnet, ist sie schon verschwunden, er nimmt nur die beiden jungen Männer wahr, die in den anderen Betten liegen und sich miteinander unterhalten. So schließt er die Augen wieder, streckt sich lang aus, atmet tief und fragt, ebenso lautlos wie vorhin: Aber nun holst du mich?

Die Gestalt nickt. Ich nehme dich nachher mit mir. Noch eine kleine Weile, dann wird es für uns Zeit. Willst du noch von jemandem Abschied nehmen?

Von wem soll er Abschied nehmen? Von seiner Frau Maria? Die ist ihm längst vorangegangen, er hofft, sie auf der anderen Seite wiederzusehen. Vor Jahren ist sie gestorben, und Julia, die Tochter, wohnt in einer anderen Stadt. Man sieht sich selten. Julia hat wenig Zeit, und ihm ist die lange Reise zu beschwerlich, er bleibt lieber daheim.

Ob Julia glücklich ist, weiß er nicht, er weiß so gut wie nichts von seiner Tochter. Sie nähert sich auch schon dem Rentenalter, alle werden älter, es bleibt dahingestellt, ob sie auch weiser werden.

Ist er weiser geworden?

Er weiß es nicht. Er weiß nicht viel von sich, gerade mal, daß er alt ist, daß er traurig ist, daß er einsam ist und daß er seit langem keine Freude mehr am Leben hat. Ein alter, müder, kranker Mann. Aber bald ist es geschafft!

Dafür ist er dankbar.

Mit Maria hat er gut gelebt. Maria ist ihm stets eine liebe Frau gewesen, 28 Jahre haben sie zusammen leben dürfen, dann ist sie an Krebs gestorben. Ein schlimmes, schmerzhaftes Sterben, und er hilflos daneben, er konnte nur ihre Hand halten und sie fühlen lassen, daß er neben ihr war, mehr konnte er nicht für sie tun. Das letzte, was sie zu ihm sagte, mit einem winzigen Lächeln in den Augen, war: Paß auf die Alpenveilchen auf, bitte!

Er hat ihr die Worte von den Lippen geküßt, und er hat sich mit den Alpenveilchen ehrlich Mühe gegeben, aber so gut wie Maria hat er es nicht gekonnt. Im Herbst hat er die Töpfe beim Gärtner gekauft, wie Maria hat er sie ins Küchenfenster gestellt und täglich vorsichtig gegossen, aber wenn sie bei Maria bis ins Frühjahr hinein blühten, haben sie bei ihm regelmäßig zu Weihnachten sozusagen den Geist aufgegeben und sind eingegangen. Du bist eben nicht zu ersetzen, Maria, hat er immer wieder gedacht, damit muß ich leben, und die Blumen müssen damit leben, leicht ist das nicht, aber leicht ist seit deinem Tod nichts mehr.

Wie alt ist er eigentlich? 82 oder 83 Jahre? Jedenfalls ist es genug. Die Knochen sind verbraucht, das Herz ist müde. Einzig um Kater Moritz sorgt er sich noch. Den hat er vor einem Jahr von der Kaufhalle mit heimgenommen, tagelang streunte das Tier dort herum und bettelte nach Futter. Er hat ihn gefüttert, da ist Moritz bei ihm geblieben, im Winter hat er ihn mit in die Wohnung genommen, ein wilder und zugleich zärtlicher Kater. Jetzt kümmern sich Nachbarn um ihn, aber werden sie es auch tun, wenn er nicht mehr am Leben ist? Nicht alle Menschen halten ihre Versprechen ...

Das Etwas da auf seinem Bett, dieses Wesen ohne Gesicht, ist der Tod. Das weiß er, das fühlt er. So oft hat er ihn schon gerufen, doch erst heute ist er gekommen. Endlich!

Dankbarkeit erfüllt ihn. Bald ist er bei Maria. Julia wird das wenige erben, das er hinterläßt, das hat er geregelt. Vielleicht wird sie auch Moritz zu sich nehmen, er hofft es insgeheim. Zur Beerdigung wird sie sicher kommen, schmerzhafte Gefühle wird sie dabei nicht haben, so wenig wie sie liebevolle Gefühle zu seinen Lebzeiten für ihn entwickelt hat. Er wünscht ihr alles Gute, ihr und den Enkeln, die er kaum kennt. Mehr kann er nicht mehr tun.

Vorsichtig bewegt er die Glieder, jede Bewegung schmerzt.

Noch einmal fragt die Gestalt: Willst du dich von jemandem verabschieden?

Schon will er mit Nein antworten, da denkt er an Schwester Beate. Die hat jeden Tag ein freundliches Lächeln und ein fröhliches Wort für ihn gehabt, das hat ihm gutgetan. In ihrer Gegenwart hat er stets ein leises Gefühl von Wichtigkeit empfunden, auch von Einmaligkeit, das hat er sich nicht erklären können, hat es aber genossen. Ihr würde er gern noch einmal die Hand geben und danke sagen, und dann will er endlich bei Maria sein. Das Sterben ist leicht, und der Tod wird zum Freund, wenn man auf der anderen Seite erwartet wird.

Die Gestalt an seinem Bett nickt. Und schon betritt die Schwester das Krankenzimmer, richtet das Bett des alten Mannes, sieht ihn prüfend und aufmerksam an, fragt: Geht es Ihnen nicht gut? Er blinzelt, hält ihre Hand fest, drückt sie leicht, murmelt etwas, das versteht sie nicht. Sie begreift nur, daß es schlecht um ihn bestellt ist, die Gestalt an seinem Bett kann sie nicht sehen. Trotzdem hat sie plötzlich Angst um ihn. Schnell geht sie aus dem Raum, um einen Arzt zu holen, der Alte aber faßt nach der Hand der Gestalt und flüstert: Es ist genug! Und die Gestalt nickt und beugt sich zu ihm und nimmt ihn mit, ein alter Mann, der einfach aufhört zu atmen und nicht mehr ist.

Als der Arzt und die Schwester das Zimmer betreten, können sie nur noch den Tod des alten Mannes feststellen, einen sanften, kaum spürbaren Tod, ganz so, wie er es sich seit langem gewünscht hat.

* * *

Heute abend habe ich eine Lesung in Hettstedt, mit Kollegen zusammen. Es wird erträglich werden. Den Tag lasse ich ruhig angehen, es ist nicht so kalt wie gestern, dafür ohne Sonne.

Übermorgen ist Ewigkeitssonntag. Ich führe gern nach Trotha zum Gottesdienst und an Dein Grab, aber wen soll ich bitten? Ich werde die Johannispassion hören und an Dich denken und Gott bitten, Dich und mich zu behüten.

Gestern nachmittag brachte Frau J. ein Körbchen mit Nüssen. Sie saß eine Weile bei mir, sprach sehr lieb von Dir, begreift so wenig wie ich, warum Gott Dich geholt hat, bewundert immer wieder dieses Haus, das Du so liebevoll eingerichtet hast – und ich saß bei ihr und war dankbar für ihre Worte. Und die kleine G. rief an, es geht ihr sehr schlecht, sie fragte, wie sie das Sterben lernen könnte. Ich wußte darauf keine Antwort, habe für mich selbst lange darüber nachgedacht. Wie lernt man das Sterben? Indem man langsam Abschied nimmt von allem Besitz, indem man alles ordnet und sich jeden Tag mehr in Gottes Hand gibt. So etwa?

Gestern also die Lesung in Hettstedt. »Lange Nacht der Literatur«. Fünf Autoren, ein Leierkastenmann, eine Band und ein seltsamer Puppenspieler. Dazwischen eben ich – und Menschen, die auf mich zukamen und mir ihr Beileid ausdrückten, ich hatte wieder Mühe, Haltung zu bewahren. Drei Stunden in einem übervollen Saal, und ich trotzdem in großer Einsamkeit. Irgendwie nicht mehr dazugehörend, ein eigenartiges Gefühl, das ich Dir nicht näher beschreiben kann. Dabei begegnete mir nur Freundlichkeit, sicher auch Mitleid. Immer wieder habe ich gedacht: Es erwartet dich niemand zu Haus, gleichgültig, wann du kommst!

Und ehrlich: Ein solches Heimkommen ist bitter! Früher hast Du stets auf mich gewartet, auch wenn Du Dich schon hingelegt hattest. Ich konnte erzählen und auf diese Weise Abstand gewinnen, die Welt sozusagen hinter mir lassen und bei Dir ganz zu Hause sein. Jetzt sprangen wenigstens Timo und Krümel auf mein Bett, ich konnte sie streicheln, sie kuschelten sich an mich, und ich empfand ihre Nähe als ein Geschenk.

Ewigkeitssonntag.

Ein kalter Nebeltag. Moritz liegt hier bei mir auf Deinem Schreibtisch und will spielen. Ich will nicht spielen, ich will mit Dir sprechen!

Vor mir liegt eine Karte mit einem Spruch. Jes. 43,1:

Gott spricht: Fürchte dich nicht,
denn ich habe dich erlöst.
ich habe dich bei deinem Namen gerufen,
du bist mein!

Ich will mich nicht fürchten. Du hast Dich auch nicht gefürchtet. Dein Gesicht ist so ruhig und still gewesen! Ob mein Gesicht auch einmal so aussehen wird? Vielleicht auch glücklich, weil ich dann wieder bei Dir bin?

Ich werde heute viel allein sein. Alleinsein ist für mich ein Ausgangspunkt, Wesentliches zu bedenken und zu fühlen. Ich bin ja auch nicht allein, Du bist bei mir.

Vielleicht wage ich es, die Aufzeichnungen von Deinem Todestag zu lesen. Dann wird alles ganz gegenwärtig sein: das Entsetzen, der Schmerz, die Hilflosigkeit – und der Trost?

Eben beim Einkauf habe ich Frau H. getroffen, diese eigenartige Frau, krank, zuweilen ganz in sich gekehrt, dann wieder sehr gesprächig. Heute hielt sie mich an und redete wieder von Dir! Sie hat nicht vergessen, daß Du nach der Beerdigung ihres Mannes, der sich erhängt hatte, nachmittags lange bei ihr und den Angehörigen gesessen hast, ich weiß noch, daß Dir das recht schwer gefallen ist. Dieser Frau aber hast Du damit sehr geholfen, und das ist gut. Und dann wieder dieser Satz, den ich so oft höre, hier von einem ihrer Söhne gesprochen, früher Parteimitglied der SED und längst aus der Kirche ausgetreten: Mit diesem Pfarrer hätte ich gern mal gesprochen, dem konnte man alles sagen!

Ich habe brav neben der Frau gestanden und sie angehört, und dann bin ich heim, mit dem tröstlichen Gefühl, daß Deine Arbeit, daß Dein Leben auch für andere wichtig gewesen ist. Nicht nur für mich!

Du bist jetzt 8 Monate tot. So lange – und doch ist es mir, als sei Dein Tod erst gestern geschehen. Du bist mir so nah, und ich halte Dich mit allen Sinnen und Gefühlen fest!

Ich habe heute Deine letzte Predigt so geschrieben, daß man sie heften und kopieren kann, ich will sie unseren Freunden zu Weihnachten schicken als einen Gruß von uns beiden! Aber ich bin lange mit dem Kopieren nicht zurechtgekommen. Wie hast Du das nur immer so schön gemacht? Mit Not und Mühe habe ich eine Hilfskonstruktion gefunden, so mag es gehen.

Und hier Deine letzte Predigt, mit einer Einleitung und einem Schlußwort von mir:

»In ein paar Wochen ist Weihnachten. Wie ich mich in diesem Jahr davor fürchte!

Weihnachten ohne Dich – wie soll ich das ertragen? Die Erinnerungen werden mich umschwirren wie ein Schwarm Mücken, sie werden weh tun, weil jede Erinnerung mit einem kurzen, harten Wort belastet ist, mit dem Wort VORBEI! Vielleicht aber werden sie mir auch eine Winzigkeit wohltun, dann, wenn die Dankbarkeit den Schmerz ein wenig verdrängen und ihm seine Schärfe nehmen wird. Dankbarkeit für die vielen Weihnachtsfeste, die wir zusammen verbringen durften. Mit Arbeit, das muß ich hinzufügen. Weihnachten im Pfarrhaus – das bedeutete bei uns neben all den Adventsfeiern anfangs vier Gottesdienste am Heiligen Abend; in den letzten Jahren waren es noch 2, da brauchtest Du Deines kranken Herzens wegen eine Vertretung. Es bedeutete für mich das Schmücken des Baumes in der Kirche und für Dich die Arbeit an der Predigt. Du hast stets viel Zeit dafür verwandt, schließlich wolltest Du keine Allerweltspredigt halten. Später dann, daheim, wenn wir die Kerzen angezündet hatten, übermannte Dich bald die Müdigkeit. Wir aßen den Heringssalat, wir hörten Weihnachtslieder und zuweilen auch die ersten Kantaten des Weihnachtsoratoriums, und dann legten wir uns zur Ruhe. Du brauchtest sie besonders. Wir hielten uns an den Händen, und wir dachten an die Geburt des Kindes in Bethlehem, an die Geburt unseres Heilandes Jesus Christus, und wir waren glücklich, weil wir beieinander sein durften. Mehr brauchten wir nicht, auf Geschenke legten wir keinen Wert, wir hatten uns, das war uns genug.

Nun habe ich Dich nicht mehr, und nun ist mir bang vor dem Fest. Es gibt Tage, da liegt die Seele blank und schutzlos in uns!

Diese Tage sind nur zu überstehen, wenn wir die Hilfe und die Nähe geliebter Menschen spüren. Ich muß Deine Nähe spüren, und so werde ich wieder und wieder Deine letzte Weihnachtspredigt lesen, die Du am Heiligen Abend 1994 gehalten hast, der Anfang ist nur in Stichworten erhalten geblieben, erst nach dem Predigttext hast Du die Predigt wörtlich aufgeschrieben, und erst dann sprichst Du selbst eindringlich zu uns.

Ich sehe Dich auf der Kanzel stehen, ich höre Deine klare Stimme, ich höre gradezu, wie Du sagst:

Liebe Gemeinde!

Und dann fängst Du ganz seltsam an. Du zitierst nämlich diesen Mielke, der soviel Böses über die Menschen in der DDR gebracht hat, Du zitierst seinen Satz: Ich liebe Euch alle!

Und Du erinnerst daran, daß über dem KZ Buchenwald geschrieben stand: Der Führer liebt Euch!

Und Du erwähnst Heinrich Schütz, der am Ende des 30jährigen Krieges – eines der grausamsten Kriege, der jemals die Menschheit heimgesucht hat – eine Kantate schreibt, in der er den Menschen zuruft:

Gott liebt Euch alle!

Und Du fragst, woher Schütz dies wohl weiß und woher er den Mut zu dieser Behauptung nimmt? Und erst jetzt liest Du den Predigttext aus dem Johannes-Evangelium, den Text, den man auch »die Mitte der Bibel« – also das geistliche Zentrum – nennt: Joh. 3,16–18.

»Denn also hat Gott die Welt geliebt, daß er seinen eingeborenen Sohn gab, damit alle, die an ihn glauben, nicht verloren werden, sondern das ewige Leben haben. Denn Gott hat seinen Sohn nicht in die Welt gesandt, daß er die Welt richte, sondern daß die Welt durch ihn gerettet werde. Wer an ihn glaubt, der wird nicht gerichtet; wer aber nicht glaubt, der ist schon gerichtet, denn er glaubt nicht an den Namen des eingeborenen Sohnes Gottes.«

Und nun folgt Deine weitere Predigt:

Eigentlich müßte ich Ihnen vorsingen, was ich meine. Es reicht aber, wenn ich Ihnen den Text sage: Auf daß alle, alle, alle, alle, die an ihn glauben, nicht verloren werden.

Das ist zuerst die gute Nachricht. ALLE sind gemeint. Aber dann kommt die Einschränkung: Alle, die an ihn glauben! Diese Einschränkung will Schütz so nicht stehenlassen, deshalb legt er – wie bei einer Waage – immer noch mehr Gewichte auf, damit es wieder ausgewogen ist: Alle, alle, alle, alle!

Am Heiligen Abend lassen wir uns versichern, daß es eine große Freude gibt, die allem Volk widerfahren soll! Allem Volk! Auch dem Zweifler, dem Versager, dem Gescheiterten und Depressiven. Auch denjenigen, die meinen, die Kirche und ihren Gott nicht mehr zu brauchen und die doch gerade heute wieder voller Sehnsucht in die Kirche gekommen sind, um zu fragen, ob da nicht doch etwas ist, was man zum wahren Leben braucht!

Auf daß alle, alle, alle, alle, die Täter wie die Opfer, die Geschundenen wie die Freien auf neuen Füßen gehen lernen, neue – endlich gute – Erfahrungen machen; daß die einen endlich lassen von ihrem schändlichen Tun und die anderen endlich aufatmen und aufrecht gehen können, weil Gott keinen Frieden schließt auf unsere Kosten!

Nein, Gott schließt Frieden auf eigene Kosten! Auf daß alle, alle, alle, alle versöhnt werden!

Man spürt dem Johannesevangelium dies Hin- und Hergerissensein sehr deutlich an. Gott kommt zur Welt, und selbst die Seinen nehmen den Sohn nicht auf. Das Licht kommt in die Finsternis, doch die Finsternis macht keinen Gebrauch davon. Millionen hören heute die Weihnachtsbotschaft, doch sie steht neben ihrem Leben, wir können die Botschaft der Engel nicht mit unserem Tun verzahnen. Alle sind gerettet, wenn sie glauben! Aber nur wenige glauben. Wer glaubt von uns hier? Ich möchte nicht die Probe machen und sagen: Wer glaubt, der melde sich! Ich weiß ja nicht einmal, ob ich selbst die Hand heben könnte! Ich kann nur sagen: Herr, hilf meinem Unglauben, denn ich möchte glauben!

Wir feiern Weihnachten. Was ist Weihnachten? Weihnachten ist trotz allem ein Christusfest, genau wie Ostern und Pfingsten. Wenn diese Feste einen Sinn haben sollen, dann doch wohl den, uns Menschen zu sagen, warum ohne Christus kein Friede sein wird. Wenn wir diesen Christus mit dem, was er uns bringen will, nicht feiern, dann können wir uns nur selbst feiern. Dann ist eben Weihnachten nur das Fest eines lediglich irdisch verstandenen Friedens, das Fest der Liebe, oder – wie ich es kürzlich in der Reklame einer Warenhauskette las – das Fest der Düfte!

Nein, keiner von uns, kein Pfarrer und kein Hörer, darf sich heute am Heiligen Abend davonschleichen, ohne den Ernst der Geschichte beim Namen genannt zu haben, ohne zum Glauben an Jesus Christus aufgerufen worden zu sein oder diesen Aufruf gehört zu haben – gehört nicht nur mit den Ohren, sondern mit dem Herzen. Das Kind jedenfalls hindert uns nicht am nötigen Ernst! Die Geburt eines Kindes ist keine verträumt-kitschige Angelegenheit. Jede Mutter weiß das und auch jeder Vater, der bei der Geburt seines Kindes anwesend war. Es gibt nur eine Krise im Leben eines Menschen, die größer ist als seine Geburt – das ist der Tod!

Ist es uns schon einmal aufgegangen, was es heißt, daß die Bibel das Kommen Gottes in einen Stall verlegt, daß Gott von einer jungen, unerfahrenen Frau zur Welt geboren wird? Wahrscheinlich war Maria nicht älter als 14 oder 15 Jahre, im Orient damals und heute das übliche Heiratsalter. Gottes erster menschlicher Laut mag ein Schrei über die Kälte gewesen sein, und die Nachricht seiner Geburt löst Schrecken aus unter den Landarbeitern auf den Feldern Bethlehems. Da trösten auch Gold, Weihrauch und Myrrhe kaum über den Schmerz der Geburt, über die Abnabelung und die Kälte hinweg. Jetzt, JETZT ist Gott zur Welt gekommen!

Um keinen Preis der Welt will ich auf diese Wahrheit verzichten, wenn mancher auch lachen oder lächeln und den Kopf schütteln wird über diesen Gott: Gott in Windeln, Gott am Kreuz, Gott in eines Fremden Grab …

Was ist Wahrheit? fragt Pilatus am Ende dieser Lebensgeschichte. DAS ist Wahrheit, sagt Johannes zu Beginn: Gott gibt! Auf daß alle, alle, alle, alle … Auf daß jeder von uns, der Fromme, der Unfromme, der Gesunde, der Kranke, der Arbeitende oder der Asylbewerber gerettet werde und keiner verlorengehe!

Was wir nicht verlieren dürfen, ist das Wissen – nein: der Glaube! –, daß die Rettung der Welt, mein ganz persönliches

Schicksal, an diesen Christus gebunden ist. Diese Chance haben wir wohl alle noch nicht so richtig entdeckt. Es ist, als ob jemand aus falschverstandenem Stolz die Lebenshilfe verweigert und lieber ertrinkt, als nach dem Seil zu greifen. Jesus Christus ist kein Symbol, kein Bild. Er ist die Wirklichkeit Gottes in meinem Leben – oder er ist es nicht. Er ist Rettung – oder Gericht!

Damals, am Ende des 30jährigen Krieges, wird es wohl noch schwieriger gewesen sein als heute, den Menschen zu übersetzen, daß Gott in die Welt kommt ZUR RETTUNG! Millionen Tote damals sind – wie heute wohl auch – ein schlagendes Element gegen jede Christbaumkerze. Und doch: Heinrich Schütz, vielleicht der »Evangelischste« aller Kirchenmusiker, sagt es auf seine Weise. Auf daß alle, alle, alle, alle, die an ihn glauben, nicht verloren werden. Alle, alle, alle, alle! Ich kann es nicht deutlicher sagen als er.

Weihnachten ist ein Christfest. Ein Christusfest. Gott schreit in der Kälte eines Stalles nach Wärme. Er hofft, wir nehmen dieses Flüchtlingskind an – und trauen ihm unsere Rettung zu.

Wir werden nicht verloren – im Gegenteil: Wir werden gefunden! Gott findet uns und behält uns. Er behält uns lieb – was wir auch tun. Das ist seine Freundlichkeit. Diese Freundlichkeit beginnt in dieser Nacht, und sie ist Karfreitag und Ostern nicht zu Ende.

Gott liebt mich. Er gebe und erhalte uns diesen Glauben!

Amen.

Es war damals eine Weile ganz still in der Kirche, als Du geendet hattest. Ich schaute zu Dir hin, Du sahst mich an, und dann deutetest Du zur Orgel. Ich verstand und stimmte das nächste Lied an. Und daheim, später, nahm ich Dich fest in meine Arme und küßte Dich und sagte, daß jetzt in mir richtig Weihnachten sei.

Ich weiß nicht, ob ich dies am kommenden Heiligen Abend auch sagen oder denken werde. Du wirst fehlen, mehr noch als sonst. Vielleicht aber wird der Glaube an dieses Flüchtlingskind – wie Du es nennst – den Schmerz erträglich machen und die Hoffnung in mir groß werden lassen, einmal – auf der anderen Seite – mit Dir wieder vereint zu sein!

Der erste Advent. Und der erste Advent seit vielen Jahren ohne Dich. Wie soll ich ihn erleben? In Trauer – das sowieso. Und weiter: in Bitterkeit oder Dankbarkeit?

Beides ist in mir. Und beides wird überdeckt durch die Sehnsucht. Wenn Du doch hier sein könntest ...

Das wird ein grauer Tag heute, nicht sehr kalt, aber wohl feucht. Ein Tag, der mich wieder ganz auf dieses Haus verweist. Ich werde Kerzen anzünden und vielleicht Musik hören und an unsere stillen Adventstage denken, wenigstens einer gehörte uns allein, da waren wir nicht »im Dienst«!

Ich denke darüber nach, was Advent eigentlich bedeutet. Vorbereitung auf das Fest der Geburt Jesu? Das ist es doch wohl. Also Zeit zum Nachdenken über das Wesentliche unseres Lebens, ein Hindenken zu Gott, ein Bedenken der Endlichkeit unserer Tage. Eine ernste Zeit. So kann ich sie erleben, bar aller Äußerlichkeiten. Beinahe mit Erschrecken nehme ich bei Helga den Hang zu Äußerlichkeiten wahr, ihre Wohnung ist bestückt mit Engeln, Leuchtern, Kerzen, Adventskränzen und was der Dinge mehr sind. Ich sehe es, ertrage es und habe damit nichts zu tun. Kehre in meine so schmucklose Wohnung zurück, suche Dich, frage mich, wie ich über diesen Tag kommen soll – und spüre plötzlich, wie da eine Geschichte in mir Gestalt annimmt, nein, eigentlich keine Geschichte, vielmehr Nachdenkliches über Weihnachten. Du weißt ja: Ich habe den ersten Satz im Kopf, und dann schreibt »es«. Ich stelle den Schwedenleuchter, den Du mir geschenkt hast, ins Fenster, sein sanftes Licht fällt auf meinen Schreibblock, und ich schreibe – für mich – für Dich ...

Der erste Schnee. Temperatursturz, es taut aber schon alles wieder fort. Kleines Vorspiel für den Winter. Schwierig wird es dann für die Katzen draußen, aber sie sind hoffentlich klug genug, den Schuppen anzunehmen!

Kommenden Donnerstag ist die Adventsfeier der Gemeinschaft drüben im Pfarrhaus, da werde ich Deine letzte Predigt lesen. So wirst Du ganz nah bei uns sein, so, wie Du immer nah bei mir bist.

Drüben sieht es böse aus. Der Schuppen stürzt weiter ein. Wer weiß, was der Winter noch anrichten wird. Wie froh bin ich, daß ich hier in unserer Wohnung wohnen darf! Mit Dir, Liebster! Nein, der Schmerz läßt nicht nach, er wandelt sich nur. Er wird zum Lebensgefühl, seine Schärfe nimmt ab, dafür füllt er den ganzen Menschen aus.

Ich mache jetzt eine merkwürdige Zeit durch. Manchmal habe ich das Gefühl, als sei ich in eine tiefe Apathie gefallen. Keine Tränen, kein Lachen, keine Lust auf Arbeit, ein Dahintrödeln von Stunde zu Stunde, und keine Stunde ist ausgefüllt, und keine Stunde ist letztlich wichtig. Ein eigenartiger Zustand, wie eine Art Lähmung. Als ob ich allmählich von mir selbst fortginge, ohne Bedauern, nur weiß ich nicht, wohin ich gehen soll ...

Nachher kommt Inge, das wird gut sein. Vielleicht, daß ich dann diese Lähmung durchbrechen kann und wieder aktiv werde. Ich möchte schreiben, die Geschichte ist in mir, aber noch packe ich sie nicht.

Der gestrige Schnee hat sich auf die Dächer zurückgezogen, der kalte Nebel tut das Seine, ich sehe auf ein Winterbild – und weiß Dich unter einer kalten Schneedecke! Du fehlst!!

Schneechaos! Es hat die ganze Nacht geschneit, schneit noch, vor allem weht es. Die Haustür fast zugeschneit, die Balkontür ebenfalls. Da habe ich mein Tun, wenn es hell wird, jetzt ist es noch dunkel. Moritz wollte raus, war aber sehr schnell wieder im Haus. Nun hockt er vor der Tür, ich mache sie auf, er kriegt den Schnee ins Gesicht und bleibt drin!

Heute morgen habe ich voller Dankbarkeit die Heizungen aufgedreht, wie herrlich ist diese Wärme, für die ich nichts tun muß. Und ich habe an die Mühsal da drüben gedacht, 200 Zentner Briketts in den Schuppen und in den kleinen Keller bringen, zeitweise habe ich Stück für Stück durch die Luke geworfen, und Du hast gekarrt. Im Winter mußtest Du Tag für Tag die Kohlen in den Heizungskeller karren, welche Mühe für Dich! In den letzten 2 Jahren hatten wir dann die Ölheizung – und ich habe es hier warm. Es wird kosten, aber dafür habe ich das Geld.

Gestern habe ich nicht an Dich geschrieben, dafür habe ich stundenlang Schnee geschippt, draußen auf der Straße. Der hohe Schnee, der am Haus lag, mußte weg, das war sehr mühsam, weil er sehr schwer und naß war. Ab Mittag taute es dann, auch jetzt taut es, nun kommt die Nässe – man ist halt nie zufrieden.

Abends dann Adventsfeier der Gemeinschaft. Frau N. hatte alles recht hübsch gemacht, ich brauchte es nicht mehr zu tun. Der Stuhl neben mir blieb frei – da hast Du für mich gesessen. Und ich habe Deine Predigt gelesen und diese Geschichte, die mir tagelang durch den Kopf gegangen ist. Ich habe zwar mit den Tränen kämpfen müssen, aber ich habe nicht geweint. Du warst mitten unter uns – ich glaube, das hat allen gutgetan. Vielen Menschen werde ich Deine Predigt zu Weihnachten schicken, so kommst Du zu uns mit Deinen Gedanken und Worten.

Mit Frau Sch. nach Hause. Du weißt, sie ist eine herbe, zurückhaltende Frau, die nicht viel sagt. Aber zum Abschied drückte sie mich und sagte, es habe ihr gutgetan. Ich bin voller Dankbarkeit gewesen, dankbar für Dich und Deine Liebe, die nicht nur für mich, sondern auch für andere spürbar geblieben ist.

Hier also die Geschichte …

* * *

Nachts am Stall

Warum bin ich gekommen?

In diesem Jahr wollte ich mich nicht an dich erinnern, wollte dich nicht sehen, dich nicht mit den Blicken streicheln wie sonst in jedem Jahr, dir auch nicht meine Liebe bringen.

Ich weiß nicht einmal, ob ich dich noch liebe!

In diesem Jahr ist es kalt um mich. Und einsam. Ich habe den liebsten Menschen verloren, der meines Lebens Inhalt gewesen ist, der Tod hat ihn eines Nachts mit sich genommen, und ich bin jäh und brutal aus der Geborgenheit in die Verlassenheit gestoßen worden.

Du hast das nicht verhindert. Und nun weiß ich nicht, was ich hier eigentlich soll. Dich anbeten? Warum, wenn du doch die Menschen vor dem Leid nicht bewahren kannst? Wer bist du eigentlich, du Kind im Stall? Der Sohn Gottes – in Wahrheit der Sohn Gottes? Oder nur der Wunschtraum unserer Seelen, der dich dazu gemacht hat?

Warum bin ich gekommen?

Eine geheime Kraft hat mich hergetrieben. Nun lehne ich am Pfosten der Stalltür und schaue zu dir hin, alle anderen Gestalten sind Schatten: die Menschen, die Tiere, die Engel. Einzig du, das Kind, liegst sichtbar in der Krippe und schaust zu mir her. Nimmst du mich überhaupt wahr, eine alte, traurige, einsame Witwe, die bis ins tiefste Herz hinein friert und die nicht weiß, was sie noch in diesem Leben soll?

Warum bin ich gekommen?

Daheim in der Stille habe ich dich angeklagt – warum, habe ich stumm geschrien –, warum schenkst du dem Menschen erst das Glück, um es ihm dann zu nehmen? Warum läßt du ihn Liebe erfahren und stößt ihn danach in abgründige Leere? Warum überschüttest du ihn mit Leid jeglicher Art, statt das Leid von ihm abzuwenden? Was hat es für einen Sinn, daß ich meine Hoffnung auf dich setze, wo du doch ebenso hilflos zu sein scheinst wie ich, wie alle Menschen?

Immer die gleichen Fragen, die Antworten bleiben aus.

Warum bin ich gekommen?

Ich weiß es nicht. Etwas hat mich hergetrieben, und nun stehe ich hier und schaue dich an, ich habe kein Geschenk für dich wie in allen Jahren davor, ich habe nur meinen Kummer, der macht mein Herz schwer. Den könnte ich dir in die Krippe legen, aber ich tue es nicht, irgendwie dauerst du mich, du Kind. Du scheinst ebenso schutzlos zu sein wie ich, vielleicht ist dir auch kalt und du frierst, wie ich friere?

Du winkst mich zu dir? Ach nein, laß mich hier stehen, ich lehne mich an den Pfosten, so mag es gehen. Wärst du so wie andere Kinder, würde ich dich vielleicht auf den Arm nehmen und hin und her wiegen, aber du bist nicht wie andere Kinder. Du bist Gottes Sohn – aber was ist das für ein Gott? Er läßt dich in einem Stall zur Welt kommen, und er läßt dich am Kreuz sterben, wie hast du geschrien in deiner Verlassenheit! Hat er dich gehört?

Warum bin ich gekommen?

Was zieht mich nur zu dir? Ist es Mitleid, weil soviel Böses auf dich zukommen wird, wie es ja auch auf jeden Menschen zukommt, weil Schmerz und Leid ebenso zum Leben gehören wie Freude und Glück?

Habe ich das eben gedacht? Oder hast du mir diese Gedanken eingegeben?

Ich habe das Glück einer großen, tiefen Liebe erleben dürfen. Ist es also gerecht, daß ich jetzt Leid empfinde?

Meine Glieder tun weh, ich möchte mich setzen. Aber wenn ich mich auf die Erde setze, kann ich später nicht aufstehen, der Knochen wegen. Die Jugend ist dahin, die Schönheit ist dahin, das Glück ist dahin – was bleibt?

Ich lehne mich fester noch an den Pfosten und sehe zu dir, das Licht, das dich umgibt, wärmt mich ein wenig.

Warum bin ich gekommen?

Allein deswegen, weil dein Leben mit dem Kreuzestod nicht endet? Weil du von den Toten auferstanden bist und denen, die an dich glauben, das ewige Leben schenkst?

Ach, Kind, wenn ich doch glauben könnte! Stillehalten, die Hände falten, die Augen schließen – und glauben, daß du neben mir bist und mich stützt. Das ewige Leben – gehört dazu das Wiedersehen mit den Menschen, die wir geliebt haben und die uns vorangegangen sind?

Warum bin ich gekommen?

Vielleicht, weil ich spüre, daß du zwar meine Fragen nicht beantwortest, aber wohl meinen Kummer verstehst. Und mitträgst. Ist es so? Hat dich Gott durch alles Elend geschickt, damit du das Leid und Elend der Menschen mitfühlst und es mit ihnen aushältst? Geteiltes Leid ist halbes Leid – sagt man.

Bin ich deshalb gekommen?

Weil ich dich bitten will, meine Traurigkeit mitzutragen, mich in ihr nicht allein zu lassen?

Da liegst du schutzlos und armselig in einer Futterkrippe. Nicht einmal in einem Bett! Die Tiere schenken dir Wärme, die Menschen wollen dich nicht. Sie werden dich verlachen und verhöhnen und sich doch immer wieder nach dir sehnen, in den Stunden, in denen sie sich ihrer eigenen Hilflosigkeit bewußt werden. Keiner kommt an solchen Stunden vorbei, keiner!

Du lächelst mir zu. Dein Lächeln wärmt mein Herz. Mir ist auch nicht mehr so kalt. Getröstet bin ich nicht, nein, die Sehnsucht nach dem liebsten Menschen lastet schwer, sie wird nicht vergehen, solange ich lebe. Aber laß mich glauben, daß du neben mir bist und mir durch die Tage hilfst. Und mich irgendwann zu ihm führst, den ich so sehr geliebt habe und noch liebe!

Ich habe das Fest deiner Geburt in diesem Jahr vergessen wollen. Ich habe gedacht: Mich geht das nichts an, ich bin eingemauert in die Trauer und verloren im Leid, was kümmert mich das Kind im Stall?

Und dann hat es mich doch hergetrieben.

Nicht des Kindes wegen – verzeih mir, daß ich dies sage. Wohl aber des Mannes wegen, der ans Kreuz geschlagen wird und für uns den Tod überwindet. Mein Bruder im Schmerz und im Glück – gesegnet sei die Stunde deiner Geburt!

Und nun komme ich ganz nah zu dir und berühre zart deine Stirn. Nimm es einer alten, einsamen Frau nicht übel, wenn sie sich nur schwer in Gottes Willen fügt, der so oft nicht zu begreifen ist. Wie hast du im Garten von Gethsemane gesagt: Nicht wie ich will, sondern wie du willst …

Schenke mir diese Einsicht und Glaubenskraft, du Kind im Stall. Damit es für mich – trotz allem – Weihnachten werden kann …

* * *

Der zweite Advent!

Wie schön, wenn Du jetzt hier an Deinem Schreibtisch sitzen könntest! Ich würde Dir einen Kaffee bringen und den Tag fröhlich beginnen. Jetzt beginne ich ihn mühsam und pflichtgemäß.

Gegen Morgen hatte ich im Traum wieder das Gefühl Deiner Nähe. Nun trägt mich dieses Gefühl durch den ganzen Tag.

Noch dies: Die kleine H. hängte mir einen Nikolaus-Gruß an die Tür. Ich habe ihr dafür Weihnachtsgeschichten geschenkt, das Heftchen, das die große Inge einstmals abgezogen hat. Darunter die Geschichte »Der neue Raum«. Eine alte Frau, die ihren Mann verloren hat und nun allein Weihnachten feiern muß. Beim Überfliegen bin ich fast erschrocken. Woher diese Gedanken? Sie stimmen fast genau mit meinen jetzigen Erfahrungen überein, nur sind diese Erfahrungen härter. Irgend jemand sagte letztens einmal zu mir, daß ich mich in meinen Büchern häufig mit dem Tod auseinandergesetzt hätte. Das ist mir nie bewußt geworden, aber es ist wohl gut, daß ich den Tod nie ausgeklammert habe, den Tod, der nun mein Leben bestimmt. Den ich nicht begreife, den ich aber – da Du mir vorangegangen bist – nicht mehr fürchte. Nur vor dem Sterben ist mir sehr bang.

Gestern war ich wieder einmal in Halle-Neustadt bei den Frauen, die so oft hier in Beesenstedt gewesen sind. Ich habe ernste Adventsgeschichten gelesen, das Märchen »Die Frau und der Tod« und habe erzählt. Alles ohne Tränen und aus einer großen Ruhe heraus. Daheim warteten die Miezen, so kam ich nicht ins leere Haus zurück. Du warst immer dabei, in meinem Herzen und in meinen Worten.

Der Tag gehört mir. Nachmittags kommt Frau M., um sich einige Bücher zu holen. Morgen muß in nach Artern, das wird noch einmal anstrengend. Hoffentlich spielt das Wetter mit. Im vorigen Jahr war schlimmer Nebel – Du hattest große Sorge um mich. Jetzt sorgt sich niemand, es sei denn Du da oben im Himmel!

Heute morgen habe ich einige Minuten am Schreibtisch gesessen und Dein Bild angeschaut. Deine lieben, guten Augen haben mich aufgefangen und gehalten, ich hatte wieder das tröstliche Gefühl Deiner Gegenwart ...

Das neue Buch von Jörg Zink habe ich mir besorgt: Aus Dornen können Rosen wachsen. Fragen der Mystik. Ich lese jetzt abends darin, vieles ist mir verständlich, manches kann ich – noch – nicht nachvollziehen. Auch das bringt mich näher zu Dir, es hilft, Unwichtiges abzuwerfen. Wichtig: Du bist bei mir und Gott ist bei mir – mit diesem Wissen versuche ich zu leben.

Die Lesung in Artern war gut. Ich habe aus dem Wintertagebuch gelesen und auch von Deinem Tod gesprochen und davon, daß ich darüber schreibe. Später sagten mir viele, daß ich dies unbedingt tun müsse, das wäre so wichtig. Also weitermachen ...

R. Opitz hat geschrieben. Er holt im Januar die Trotha-Dias. Ist es so recht? Wenn nicht, mußt Du jetzt Einspruch erheben. Aber Du bist auch wieder in Trotha, ich komme – hoffentlich bald – nach Trotha, da können auch Deine Bilder wieder in Trotha sein!

Der vierte Advent! Wir haben seit ein paar Tagen Glatteis, nun wird es wieder besser, heute regnet es, kein Wetter für Moritz. Gestern war Bärbel da, so habe ich den Tag überstanden. Nun ist Helga da, ich bin nicht ganz allein. Vor den kommenden Tagen fürchte ich mich, Du fehlst immer mehr, ich bin irgendwie ohne Kraft.

In Gedanken gehe ich oft in unserem Leben spazieren, denke dabei auch an unsere Weihnachtsarbeiten, an die verräucherte Kirche in den Anfangsjahren hier, an die Mühe mit der Heizerei, an die stillen Stunden nach aller Gottesdienstarbeit. Ich will mir Mühe geben, einigermaßen Haltung zu bewahren in diesem Jahr. Es ist bitter schwer.

Ich sehe wieder Dein Bild an, Deine Augen sind so voller Liebe. Nachher werde ich Deine Krippe vom Boden holen und sie hier in Deinem Zimmer aufbauen. Für Dich und auch für mich, so hole ich Dich ein wenig von der anderen Seite zurück – jetzt lächelst Du, ach Christof, Deinen Mund noch einmal küssen dürfen ...

Wo bist Du jetzt? Auch ein wenig bei mir?

Ein Tag vor Heiligabend! Das war früher ein rechter Arbeitstag für uns! Das Aufstellen und Schmücken des Weihnachtsbaumes in der Kirche, das Aufstellen der Krippe in der Kirche – und dann daheim die Festvorbereitungen. Dieser Streß hat in den letzten Jahren schon abgenommen, heute fehlt er ganz. Es ist jetzt vormittags 10 Uhr, und eigentlich ist meine Arbeit getan. Eben ist Moritz heimgekommen, so habe ich auch da Ruhe. Aber wie froh wäre ich, wenn ich keine Ruhe hätte, dafür aber Du bei mir wärst, sichtbar, nicht nur fühlbar!

Nachher wage ich es, das Weihnachtsoratorium zu hören. Ich werde Kerzen anzünden, mich in den Sessel setzen und Dich zu mir rufen! Komm und bleibe bei mir, dann werden es gute Stunden …

Heiligabend!

Aber ich habe keinen Gedanken dafür! Bin heute früh noch einmal zur Kaufhalle gefahren, auf dem Heimweg durch die Toreinfahrt in den Hof, dabei über Glatteis – und da habe ich vor Schreck gebremst und bin schwer gestürzt. Zum Glück kann ich noch gehen, habe dabei aber schlimme Schmerzen. Ich mußte mir die Krücken hervorsuchen, ohne sie ist an Gehen nicht zu denken. Wie gut nun, daß ich den Lifta habe! Die Schmerzen sind sehr heftig, ich kann auch kaum sitzen. Große Frage, wie ich die nächsten Tage überstehe – und vor allem die Nächte! Alle Gedanken an das Weihnachtsfest sind in mir abgestorben, das ist das einzig Gute an diesem Unfall! Nur mühsam komme ich durch die Stunden, der Wunsch, aufzugeben, wächst.

Ein paar Tage habe ich nicht geschrieben, es geht mir nicht gut. Die Prellungen sind böse, das Gehen mit 2 Krücken sehr schmerzhaft, die Nächte sind eine Katastrophe. Ich kann nur auf dem Rücken liegen. Hinlegen und Aufstehen sind Schwerstarbeit. Die Hausarbeit schaffe ich notgedrungen, an Einkaufen ist nicht zu denken.

Daß mir das passieren mußte! Brutal ist mir mein Alleinsein bewußt geworden, gekoppelt mit Hilflosigkeit. Aber ich nehme mich zusammen, mit Klagen ändere ich nichts. Nur nach Dir jammre ich, halte mich und gib mir die nötige Kraft, ich will durchhalten, hoffentlich gelingt es mir …

Das alte Jahr ist still zu Ende gegangen. Früh ins Bett, Mitternacht hat mich die Knallerei geweckt. Zeitig aufgestanden, aber das Sitzen fällt schwer. Und das Gehen und Liegen auch, kurz: Das Elend hält mich fest im Griff.

Was wird das neue Jahr bringen? Ein Jahr ohne Dich – nur tief innen in mir bist Du da. Ich bin wund und traurig. Tine schrieb mir wieder einen ihrer lebensfrohen Briefe, da kann ich nicht mithalten. Ich mühe mich ehrlich, nun mit schmerzenden Knochen. Aber Freude – was ist das?

Nachmittag. Draußen ein Frühlingsnachmittag, 10 Grad und Sonne. Die Tabletten wirken, ich kann einigermaßen sitzen, fragt sich, wie lange. Habe das Neujahrskonzert aus Wien gehört und gesehen – Du kennst da meine Vorliebe –, es hat mir gut getan, ich fühle mich augenblicklich nicht mehr so depressiv. Zudem hast Du mir Moritz rechtzeitig heimgeschickt, das Konzert fing gerade an. Danke!

Im Grunde bin ich am Verzweifeln! Die Schmerzen lassen nicht nach, durch die falsche Belastung der Beine schmerzt nun auch die »gesunde« Seite. Es gibt Zeiten, da möchte ich aufgeben; aber dann habe ich wieder das Gefühl, daß Du von mir ein Weitermachen erwartest, so, wie Du trotz der schweren Herzkrankheit weitergemacht hast. Nun gerade, scheinst Du mir zuzuflüstern, weitermachen, Mädchen, nicht aufgeben, nicht sooo aufgeben!

Die Ärztin hat mir eine Spritze gegen die Schmerzen gegeben. Ich muß unbedingt bald einen Termin beim Orthopäden bekommen, der Rücken muß geröntgt werden.

Seltsame Erfahrung: Die Schmerzen lenken mich nicht von Dir, wohl aber von der Trauer um Dich ab. Die kleine Kraft, die mir geblieben ist, wird total zum Weiterleben gebraucht!

Nachts wieder große Schmerzen im Rücken und im rechten Bein. Habe mich schließlich in den Sessel gesetzt und so geschlafen. Die Ärztin kommt noch einmal, zum Orthopäden kann ich erst Mitte Januar.

Das Leben ist mühsam geworden! Am liebsten würde ich alles liegenlassen, aber ich nehme mich zusammen und versuche auch, wenigstens einigermaßen Ordnung zu halten. Nur komme ich mit meiner eigentlichen Arbeit nicht weiter, und das macht mich auch nervös!

Geschlafen habe ich – wieder im Sessel! Allmählich gewöhne

ich mich daran. Die beiden Kater leisten mir treu Gesellschaft, aber helfen können sie leider nicht.

Denke nicht, ich hätte Dich vergessen! Ich habe nur wieder einen kranken Moritz, und dazu die schmerzenden Knochen. Langsam geht es an die Substanz. Nicht nur ein Leben ohne Dich, nun noch ein Leben mit einer schmerzenden Behinderung. Das setzt neue Maßstäbe. Vieles, was ich sonst nebenbei getan habe, wächst sich zu einem Problem aus, dessen Bewältigung große Kraft kostet. Dazu die Sesselnächte! Aber übermorgen bin ich beim Orthopäden, ich hoffe, er kann wenigstens so weit helfen, daß ich wieder im Bett schlafen kann ...

Also: Ich habe einen Pseudo-Ischias, die kaputte rechte Hüfte ist durch den Sturz in Mitleidenschaft gezogen worden. Habe eine Spritze bekommen, in 2 Wochen folgt die nächste. Fraglich, ob die Schmerzen jemals weggehen. Im Haus mag es angehen, nur mit dem Einkaufen muß mir noch etwas einfallen. Ich brauche einen Rucksack, dann kann ich vielleicht selbst zur Kaufhalle gehen ...

Wieder ein paar Tage, an denen ich nur in Gedanken mit Dir gesprochen habe. 10 Monate ohne Dich – ach, und jetzt schreibt Moritz mit! Es ist kalt geworden, da bleibt er nicht lange draußen.

Übrigens: Ich habe den Gang zur Kaufhalle gewagt, mit dem Rucksack auf dem Rücken. Eine Stunde hat es gedauert, aber ich habe es geschafft und war ganz stolz! So mag es auch in Zukunft gehen.

Es wird ein stiller Tag. Ohne Besuch. Ich will arbeiten und an Dich denken, innerlich mit Dir verbunden sein und am Ende denken: Wieder 24 Stunden näher bei ihm!

Ach Du, ich habe ein paar Tage nur stumm mit Dir gesprochen!

Fakt: Es hat sich herausgestellt, daß ich mir bei dem Sturz zwei Beckenbrüche zugezogen habe! Keine großen Brüche, aber auf dem Röntgenbild gut sichtbar. Der Arzt sagt, ein medizinisches Wunder, daß ich trotz dieser Brüche laufen konnte! Jetzt kann ich im Haus schon zuweilen ohne Krücken gehen, aber die Schmerzen in der Lendenwirbelsäule werde ich wohl nicht mehr loswerden. Du siehst, mein Leben wird mühsamer! Aber Du hast gut auf mich aufgepaßt, und Du wirst mir auch weiter beistehen, da bin ich sicher!

In 10 Tagen wohnen wir ein Jahr in diesem Haus. Ich sage bewußt: Wir! Denn Du bist ja hier bei mir, ohne Dich hätte ich diesen schweren Unfall nicht so gut überstanden. Wobei das Wort GUT relativ zu werten ist.

Und dann kommt Dein Geburtstag, mein Geburtstag, Dein Sterbetag. Ach Christof ...

Ich habe den Sonntag einigermaßen überstanden. Aus Deinen Hemden – ich glaube, ich habe sie Dir letztes Jahr zum Geburtstag geschenkt – habe ich mir Sommerblusen genäht. Und etwas geschrieben, ferngesehen, abends rief der Große an, sehr lieb, das hat mir gutgetan.

Was heute noch folgt, muß ich abwarten.

Beginnendes Frühlingswetter, gewiß eine Täuschung! Aber ich habe die Wohnung durchgewischt und die oberen Fenster geputzt. Nein, ich lasse mich nicht hängen, obwohl es verdammt schwer ist, jeden Tag mit Anstand zu beginnen und zu beenden.

Die Nacht war gut, dafür bin ich dankbar. Der Vormittag – weil voller Arbeit – war auch gut, dafür bin ich ebenfalls dankbar. Aber da ist etwas, wofür ich nicht dankbar bin, ein tiefer Zwiespalt in mir, den ich nicht zu überbrücken vermag.

Ich habe gestern vor einem Deiner Schränke gesessen und überlegt, was mit dem Inhalt zu tun sei. Deine Tonbänder fielen mir in die Hände – Deine letzte Predigt 1990 in der DDR und die letzte Predigt 1994 in Trebnitz. Und nun der Zwiespalt: Einesteils habe ich irrsinnige Angst, Deine Stimme zu hören und zugleich zu wissen, daß ich sie in Wirklichkeit niemals mehr hören werde – und die Angst, dies nicht ertragen zu können. Und andererseits die Sehnsucht, Deine geliebte Stimme hören zu dürfen. Was soll ich tun? Eines jedenfalls ist für mich klar: Die Trauer nimmt nicht ab, sondern zu, sehr leise, sehr heimlich, sehr fühlbar. Alle Bücher über

Trauer, die ich gelesen habe, enden mit der Aussicht, daß die Trauer nachläßt und man dem Leben wieder offener gegenübersteht. Letzteres mag stimmen. Aber die Trauer läßt nicht nach, sie wird tiefer und umfassender, freilich nur dann, wenn die Bindung mit dem Verstorbenen eng und innig gewesen ist. Und zu dieser Trauer muß man sich bekennen, ihr darf man nicht ausweichen, sie ist von nun an die Lebensmelodie, nach der man zu leben hat …

Seit 2 Tagen habe ich eigenartige Schmerzen in der linken Hüfte. Sind es die Brüche? Wenn ich Tabletten genommen habe, geht es einigermaßen. Geschlafen habe ich gut, das zumindest ist positiv.

Ich bin immer noch voll einander widerstreitender Gefühle! Einmal drängt es mich, die Tonbänder der letzten Gottesdienste aufzulegen, damit ich Deine Stimme hören kann, zugleich habe ich Angst, Deine Stimme zu hören. Wie ertrage ich die Tatsache, daß Deine Stimme im Raum ist, Du aber nicht? Du nie mehr?

Sonntag. Aber ein Sonntag ist jetzt nichts anderes als jeder Wochentag. Keine Gottesdienste mehr mit Dir – und ohne Dich erst recht nicht.

Morgen vor einem Jahr sind wir hier eingezogen. Voller Freude, voller Hoffnung, daß es eine gute Zeit werden würde. Und was ist geworden … Schon ein Jahr – erst ein Jahr! Ich möchte eher sagen: Erst ein Jahr! Das Leben im Pfarrhaus – hautnah und ewigkeitsfern.

Es ist kurz vor 10 Uhr. Eigentlich ist die Tagesarbeit getan, ich könnte mich wieder hinlegen und alles vergessen, wenn ich vergessen könnte. Ich war in der Kaufhalle, das Gehen fällt mir nicht schwer, aber jetzt schmerzt der Rücken wieder. Die Wirbelsäule wird mir noch zu schaffen machen.

Bis nachher! Du bist ja bei allem dabei!

Gestern hatte ich die Lesung im Gemeindehaus Beesen, ich habe auch die 4 Märchen vom Tod gelesen und erwähnt, daß ich an Dich geschrieben habe – da kam gleich die Frage, wann das Buch zu haben sei. Allein die Frage hat mir gutgetan. Wenn ich damit vielleicht anderen helfen kann, wäre mein Kummer nicht umsonst gewesen …

Gestern habe ich eine eigenartige Stunde erlebt.

Ich habe auf der Couch gesessen und gedankenverloren zu Deinen Bildern gesehen, dabei habe ich auch hin und wieder zur Uhr geschaut, auf den Sekundenzeiger, der das Vergehen der Zeit registrierte. Und da wurde ich allmählich ruhig und auf seltsame Weise getröstet. Weil plötzlich für mich sichtbar war, mit wie regelmäßigen Schritten ich auf das Wiedersehen mit Dir auf der anderen Seite zugehe! Langsam zwar, dafür stetig. Bleib Du neben mir, damit ich die nötige Kraft behalte. Ein Jahr ohne Dich und doch mit Dir – ich will die mir verbleibende Zeit mit Anstand zu Ende bringen; aber immer wieder dies: Du fehlst, und die Sehnsucht nach Dir wird von Tag zu Tag größer.

Der erste Geburtstag ohne Dich!

Oder doch nicht?

Vor einem Jahr hast Du mir die letzten Blumen geschenkt – der Rest des Straußes steht dort in der Vase und grüßt mich jeden Tag von Dir. Ich weiß noch, wie Du morgens in die Küche gekommen bist und mich umarmt hast. Deine Nähe hat mich glücklich gemacht, und die Liebe hat uns beide erfüllt und getragen.

In der Nacht hat es geschneit, ich kann mich nicht erinnern, daß jemals an meinem Geburtstag soviel Schnee gelegen hat. Alles weiß. Kein Wetter für Moritz, er bleibt nicht draußen, dementsprechend lebhaft geht es im Haus zu. Timo und Krümel schreien nach wie vor, wenn sie ihn sehen, und der Bursche ist stets starr vor Staunen über diese laute Reaktion. Man tut sich nichts, aber man mag sich nicht.

Nachmittags werde ich Mühe haben, Haltung zu bewahren. Sei bei mir und mach mir das Herz warm mit Deiner Liebe!

Dein erster Todestag!

Ich habe Dir Rosen aufs Grab gelegt.

Ich habe dagestanden und Dich da unten gesucht, aber alles in mir hat sich gegen diese Vorstellung gewehrt – er ist bei Gott, hat es in mir gedacht, er ist dort angekommen, worauf er zugelebt hat, und er ist in dir und mit dir und neben dir und bei dir – ich weiß nicht, wie lange ich hier gestanden habe. Als ich ging, habe ich mich einigermaßen getröstet gefühlt, aber auch sehr allein.

Ein Jahr ohne Dich – welche Bitterkeit. Aber daß Du in mir bist und mich trägst, ist mir Gewißheit. Wie sollte ich sonst durch die Tage kommen?

Ich denke voller Liebe und Sehnsucht an Dich!

Du da auf der anderen Seite: Bleibe bei mir, ich habe Dich lieb wie eh und je, und ich lasse Dich nicht los!

Ich lege Rosen auf Dein Grab, und dann sage ich zu Dir: Komm mit nach Hause, was willst Du hier so allein? Du allein und ich allein, das ergibt keinen Sinn. Wir beide gehören zusammen, daran kann auch der Tod nichts ändern. Selbst wenn ich Dich nicht sehe, bist Du doch da, hier bei mir, ich schließe die Augen und küsse Dich in Gedanken, und ich bitte Dich: Paß auf mich auf, mach meine Tage freundlich und gib mir den Mut, den ich brauche, um dieses halbe Leben zu meistern. Bis Gott mich endlich zu sich ruft, zu Dir auf die andere Seite …

Dingsda-Bücher

Louise von François

Vergessene Geschichte(n)

Aus der Provinz Sachsen und Thüringen

Band 1, 112 Seiten, kt., DM 15,80

»Durch feine Ironie, Weisheit und ›unerschöpflichen Humor‹, den die befreundete Marie von Ebner-Eschenbach an ihr hervorhob, sowie durch den unsentimentalen, gelegentlich an Fontane erinnernden Erzählton der François wird die Lektüre zum Genuß.« *(Mitteldeutsche Zeitung)*

Clara Förstner

Aus der Sagen- und Märchenwelt des Harzes, Band 1

184 Seiten, kt., DM 19,90

Aus der Sagen- und Märchenwelt des Harzes, Band 2

176 Seiten, kt., DM 19,90

Aus der Sagen- und Märchenwelt des Harzes, Band 3

128 Seiten, kt., DM 19,90

»Clara Förstner besitzt einen feinen Sinn für alles Märchenhafte und zum Fabulieren nicht nur Luft, sondern auch Talent. Ihr Prosabuch ›Aus der Sagen- und Märchenwelt des Harzes‹ ist sinnig und anmutig und findet auch den verdienten Beifall.« *(Dr. Brieger/Harzer Monatshefte)*